AF455912

DE LA

TUBERCULOSE PÉRITONÉALE

ÉTUDIÉE PRINCIPALEMENT CHEZ L'ADULTE

(ANATOMIE PATHOLOGIQUE ET FORMES CLINIQUES)

PAR

CONSTANTIN PÉTRASU,

DOCTEUR EN MÉDECINE DE LA FACULTÉ DE PARIS,
ANCIEN INTERNE DES HÔPITAUX DE BUCHAREST.

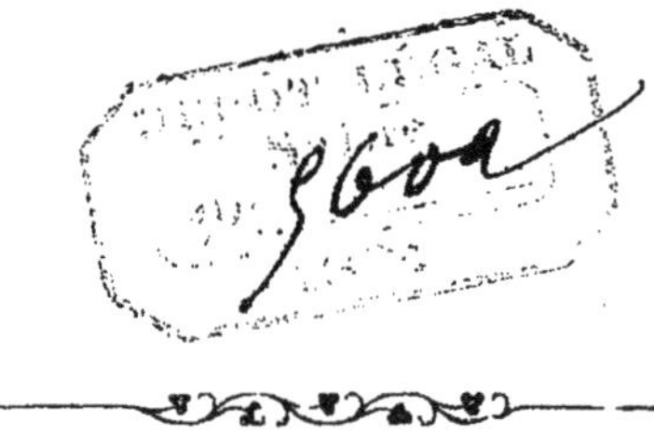

PARIS
ADRIEN DELAHAYE, LIBRAIRE-ÉDITEUR
PLACE DE L'ÉCOLE-DE-MÉDECINE.

1871

DE LA

TUBERCULOSE PÉRITONÉALE

ÉTUDIÉE PRINCIPALEMENT CHEZ L'ADULTE.

ANATOMIE PATHOLOGIQUE ET FORMES CLINIQUES

La thèse inaugurale que nous présentons aujourd'hui à la sanction de nos maîtres, a pour but d'étudier les différentes formes que peuvent affecter la tuberculisation du péritoine et la péritonite tuberculeuse au double point de vue de l'anatomie pathologique et de la symptomatologie. Les observations que nous avons recueillies antérieurement dans différents services hospitaliers, les études ultérieures que nous avons poursuivies dans le même ordre d'idées, nous ont déterminé à prendre cette question pour sujet de thèse. De plus, la tuberculose du péritoine revêt des formes si diverses, elle apparaît à l'observateur sous des aspects si variés, que nous avons cru utile, nécessaire même, de réduire dans certaines limites cette espèce de polymorphisme clinique, et que nous avons voulu, malgré notre inexpérience, entreprendre d'apporter un peu de lumière dans cette question si obscure, si vieille et toujours nouvelle des formes dans les maladies. Il eût été sans doute plus simple pour nous, comme l'ont fait nos devanciers, de traiter purement et simplement la péritonite tuberculeuse; nous avouons même que, dès le début, convaincu des difficultés que nous devions rencontrer à chaque instant, nous avons été tenté d'accepter aussi ce titre plus facile et plus modeste. Mais nous avons voulu donner plus d'intérêt à notre travail en allant au-devant de certaines difficultés que notre devoir nous défendait dès lors d'éluder. Si nous avons été insuffisant à cette tâche, si les forces ont trahi notre bonne volonté et notre sincère désir de bien faire, nous réclamons toute l'indulgence de nos juges et de ceux qui nous feront l'honneur de nous lire, pour un travail que tous nos efforts ont cherché à rendre digne de l'école française, où nous avons puisé tant de précieuses leçons, tant de fertiles enseignements!

Nous avons dû, pour traiter convenablement ce sujet, consulter beaucoup de documents épars, beaucoup de mémoires originaux qui ont avec la question des rapports plus ou moins directs. Car les monographies sur la tuberculose péritonéale sont peu nombreuses, et, parmi les thèses inaugurales qui ont été soutenues à ce sujet à la Faculté de Paris, nous n'en comptons qu'un nombre très-restreint. Elles ont toutes été faites au même point de vue général.

Ce sont les thèses de MM.

Demon, *Essai sur la péritonite tuberculeuse chez l'adulte*, 1867;

Hoffmann, *De la péritonite tuberculeuse*, 1866.

Clément (J.-F.), *De la péritonite chronique*, 1865.

Hemey, *De la péritonite tuberculeuse*, 1866.

Cette dernière surtout est un travail plus original que les autres, et renferme des développements d'un grand intérêt.

L'histoire de la tuberculose péritonéale n'est pas bien longue, et ne nous arrêtera pas longtemps. Peu étudiée à la fin du dernier siècle et au commencement du nôtre par les auteurs qui se sont occupés de la phthisie pulmonaire, Portal, Brieude, Baumes, Bayle, etc., elle fut mentionnée d'abord par l'illustre Laënnec, puis décrite dans les travaux si considérables de MM. Louis et Andral. Le traité de MM. Rilliet et Barthez, sur les maladies des enfants, contient également un exposé fidèle de la maladie. — Dans ces derniers temps M. Empis, qui a employé tant de talent pour soutenir une mauvaise cause, pour défendre la théorie de la *granulie*, désormais condamnée, a donné une remarquable description de la forme aiguë qui avait été trop longtemps méconnue. — Enfin, les derniers travaux de MM. Villemin, Hérard et Cornil en France, de Virchow en Allemagne, nous ont été d'un grand secours pour la partie qui traite de l'anatomie pathologique.

Les obstacles que nous avions à surmonter n'étaient pas seulement inhérents au sujet même de la thèse ; notre connaissance incomplète de la langue française venait encore les multiplier. Aussi nous ne saurions trop remercier M. Henri Huchard, interne des hôpitaux, qui a singulièrement facilité notre tâche par l'extrême obligeance qu'il a mise à corriger nos erreurs de rédaction.

PREMIÈRE PARTIE

Anatomie pathologique.

CHAPITRE PREMIER

TUBERCULISATION DU PERITOINE.

A. *Tuberculose primitive et secondaire.* — C'est sur les séreuses en général que peuvent être plus facilement étudiées les granulations tuberculeuses, et le péritoine est, après les plèvres, la séreuse qui présente le plus souvent ces productions néoplasiques. Mais, le plus ordinairement, la tuberculisation péritonéale est secondaire; elle ne se montre qu'après celle d'autres organes, où les lésions sont bien plus anciennes et plus avancées. C'est là un des caractères de la fameuse loi posée par M. Louis, et qui reçoit rarement de démentis; il n'y a pas d'organe atteint de tubercule sans que le poumon le soit lui-même. M. Villemin lui oppose une autre loi formulée d'après lui, pour la première fois, par M. Godèlier : « Quand il y a tuberculisation du péritoine, il y a toujours aussi tuberculisation de l'une ou des deux plèvres » (1). Il est vrai cependant de dire que M. Louis avait énoncé bien auparavant la même opinion sous une autre forme, lorsqu'il disait : « Un dernier fait qu'il importe de signaler, c'est que les mêmes circonstances qui favorisent le développement de la péritonite chronique tuberculeuse, favorisent aussi le développement de la pleurésie de même espèce » (2). Nous regrettons de ne pas posséder assez de faits capables de confirmer ou d'infirmer la règle posée par M. Godêlier. Cependant, nous ferons remarquer que presque toutes nos observations, et qu'un grand nombre de celles

(1) Villemin. Etudes sur la tuberculose, 1868, p. 154

(2) Louis. Recherches sur la phthisie, 2e édit., p. 157.

que nous avons parcourues, font mention de cette tuberculisation simultanée des plèvres et du péritoine. Dans les cas de pleurésie tuberculeuse, lorsque les nodules miliaires se trouvent groupés tout autour du foliole fibreux du diaphragme, on voit souvent, sur la face correspondante du péritoine diaphragmatique abdominal, des amas plus ou moins nombreux de granulations. Ceci nous a rappelé un fait de même ordre que M. Lépine, interne des hôpitaux, a observé pour la plèvre : souvent, dans les cas où la plèvre viscérale présente des lésions tuberculeuses, il existe sur le point correspondant du feuillet pariétal un certain nombre de granulations en l'absence de toute adhérence et de toute autre altération des autres parties de la séreuse. On ne pourrait expliquer cette particularité qu'en admettant une contagion qui se serait opérée par contiguité (1).

Les tubercules se montrent, d'autres fois, d'abord sur la muqueuse intestinale, où ils produisent des ulcérations. Celles-ci ont pour caractères de présenter, sur leurs bords ou dans leur fond, de très-petites granulations, quelquefois en grand nombre, et, sur la face opposée du péritoine viscéral, un véritable semis de nodosités granuleuses.

Il se fait donc souvent, autour des granulations et des ulcérations primitives, une production d'autres granulations accessoires ou secondaires. Laënnec avait bien remarqué ce fait dans le poumon où les parois des cavernes sont souvent infiltrées d'une multitude innombrable de tumeurs miliaires. Sur le péritoine, comme dans le poumon, la genèse de ces tubercules secondaires se fait donc, comme l'ont si bien dit Virchow, en Allemagne, et Villemin, en France, par une véritable *infection de voisinage.*

La tuberculisation péritonéale peut être aussi consécutive à celle des organes génitaux internes de la femme, soit qu'elle atteigne les ovaires, contrairement à l'opinion de Virchow, qui les croit extrêmement rares dans ces organes, soit qu'elle

(1) R. Lépine. De la propagation du cancer et du tubercule à la surface de la séreuse pleurale et particulièrement à la plèvre diaphragmatique. — Société de biologie. Séance du 7 août 1869. In Gaz. méd., 1870, p. 184.

occupe la muqueuse des trompes et plus rarement l'utérus. M. Brouardel, dans son excellente thèse, cite plusieurs observations, et notamment celles de M. Siredey, de Tyler Smith, d'Aran, où la tuberculisation avait primitivement apparu sur les organes sexuels, faits qu'il groupe sous le nom de *phthisie pelvienne primitive*. Le plus souvent, dans ces cas, la séreuse abdominale est altérée et traduit par ses altérations une série de symptômes qui dominent la scène morbide et peuvent même faire oublier la maladie primitive. En un mot, pour nous servir des expressions si heureuses de M. Brouardel, le péritoine est bien le véritable réactif de l'état pathologique des organes génitaux. Il est évident que nous ne faisons pas rentrer dans notre sujet les cas où le péritoine est simplement affecté d'inflammation consécutivement à la tuberculisation de l'utérus ou de ses annexes, mais seulement ceux où la séreuse de l'abdomen s'est secondairement tuberculisée.

Les ganglions mésentériques et lombaires peuvent être atteints primitivement de tubercules, surtout dans le jeune âge, et donner lieu ainsi, dans leur voisinage, à de nouvelles productions.

D'autres fois, comme nous le verrons tout à l'heure, les tubercules se développent consécutivement à l'inflammation sur des fausses membranes. On en trouve un assez grand nombre d'exemples dans le *Traité de la phthisie* de M. Louis et la *Clinique* de M. Andral. « L'irritation, — dit ce dernier auteur dans le *Traité d'auscultation*, de Laënnec, — dans toutes ses formes et à tous ses degrés, exerce souvent une grande influence sur la production des tubercules, mais elle n'en est jamais que la cause occasionnelle, et son rôle se borne à mettre en jeu la prédisposition qui, sans elle, eût pu rester plus ou moins longtemps cachée. »

Enfin, les tubercules du péritoine se montrent en même temps que sur tous les autres organes dans les cas de tuberculose aiguë généralisée.

La tuberculisation du péritoine est donc secondaire à celle 1° de l'appareil pulmonaire; 2° du tube intestinal; 3° des organes génitaux; 4° des ganglions mésentériques et lombaires;

5° à l'inflammation; 6° elle peut enfin l'envahir simultanément avec tous les organes dans la tuberculose généralisée.

Quant à la tuberculisation primitive, elle est tellement rare que beaucoup d'auteurs ont posé la question de son existence. M. Grisolle (1) pense que, dans aucun cas peut-être, les tubercules péritonéaux ne sont primitifs. M. Villemin n'en connaît pas d'exemples bien probants. D'après lui, les quelques exemples de tuberculisation primitive du péritoine qui ont été rapportés sont entachés d'une erreur qui a pu être souvent commise. Bien des fois, en effet, il peut se faire qu'on trouve dans le poumon quelques tubercules à un degré moindre d'évolution que sur la séreuse abdominale, et l'on en conclut à tort qu'ils ont dû se produire seulement dans les derniers moments de la vie. Mais les tubercules pulmonaires ont pu apparaître bien antérieurement aux tubercules péritonéaux; s'ils ont subi un temps d'arrêt dans leur développement et dans leur dissémination, c'est que d'autres granulations évoluant dans d'autres organes ont concentré sur eux toute l'activité morbide et hétéroplasique, et ont ainsi produit une véritable *dérivation tuberculeuse* au profit des poumons. Il faut donc être très-circonspect dans les questions de ce genre, et n'admettre les tubercules primitifs du péritoine que dans les cas extrêmement rares, du reste, où ils n'existent pas dans d'autres organes. Chez les enfants, la tuberculose primitive du péritoine ne serait cependant pas très-rare, puisque sur 22 cas, MM. Rilliet et Barthez l'auraient observée 12 fois. De son côté, M. Jaccoud dit en avoir observé 1 cas.

B. *Siége topographique des granulations.* — Il est important de savoir dans quelles parties de la séreuse abdominale se développent de préférence les granulations tuberculeuses.

1° Lorsque celles-ci sont généralisées dans tous les organes et qu'elles affectent surtout la presque totalité des séreuses (*périsplanchnite tuberculeuse*), elles se rencontrent ordinairement à l'état confluent dans toutes les parties du péritoine. Leur confluence est quelquefois telle qu'elle peut former

(1) Traité élémentaire et pratique de pathologie interne, 4e éd., 1850, t. I, p. 526.

comme des plaques granuleuses (infiltration grise). — Dans le cas de tuberculisation chronique des poumons, les nodules miliaires peuvent aussi, dans certains cas, exister en très-grand nombre sur la séreuse.

2° Lorsque les tubercules sont secondaires à ceux de l'intestin, ils sont moins nombreux, plus disséminés, le plus ordinairement réunis en groupes sur la séreuse viscérale, qui est en rapport avec la partie altérée ; ils affectent souvent aussi les ganglions du mésentère (Virchow).

3° La tuberculisation consécutive à celle des organes génitaux atteint principalement le péritoine pelvien.

Dans tous les cas, les granulations sont si souvent en petit nombre, qu'on est obligé de les chercher avec la plus grande attention sur des organes qui sont pour ainsi dire, d'après MM. Empis et Hemey, leurs siéges d'élection : ainsi les membranes qui enveloppent le foie et la rate, le mésentère, où ils forment sur le trajet des vaisseaux de petites traînées grisâ- très-souvent difficiles à reconnaître.

C. *Structure, siége anatomique des granulations.*

D. *Lésions du péritoine au début.* — Au début, la séreuse est normale et ne présente pas de traces d'exsudats ou d'inflammation. Les nodosités tuberculeuses sont ordinairement petites, saillantes, sphériques, donnant à la membrane, lorsqu'elles sont nombreuses, l'aspect de la chair d'oiseau (Trousseau) ; quelquefois à peine visibles à l'œil nu (granulations submiliaires de Virchow), le plus souvent grosses à peine comme des grains de semoule ou de millet, ou comme les corpuscules de Malpighi de la rate. Lorsqu'elles offrent un volume supérieur à ceux que nous venons d'indiquer, elles résultent de la réunion d'un plus ou moins grand nombre de nodules (granulations conglomérées). D'après MM. Rilliet et Barthez (1), on rencontre souvent chez les enfants des granulations jaunes siégeant presque exclusivement à la face interne de la séreuse et s'entourant facilement d'une fausse membrane

(1) Traité clinique et pratique des maladies des enfants, par Rilliet et Barthez. 2e édit., t. III, p. 780, 1854.

molle et épaisse. D'après MM. Hérard et Cornil (1), les gros tubercules des séreuses sont extrêmement rares. M. Villemin (2) signale une disposition que prennent les tubercules développés dans les appendices graisseux du péritoine. « Ce sont de petites tumeurs grosses comme un petit pois, qui, suspendues par un filament, présentent l'aspect d'une cerise avec sa queue et sont flottantes dans la cavité péritonéale. » La même disposition, que l'on retrouve dans la plèvre, rappelle tout à fait la maladie, encore mal déterminée dans sa nature, qui, dans l'espèce bovine, porte le nom de *pommelière* ou de *maladie perlée.*

Les granulations, très-adhérentes à la séreuse, siégent le plus souvent autour des vaisseaux, comme M. Cruveilhier l'a démontré le premier pour la pie mère cérébrale (3). Le premier fait qui résulte de cette disposition est la compression des petits vaisseaux si nombreux qui rampent dans le mésentère. Cette compression entraîne elle-même la formation de thromboses multiples et l'épanchement dans l'abdomen d'une petite quantité de liquide ascitique. D'après Otto Weber (4), tous les canalicules vasculaires qui entourent la granulation sont imperméables parce que celle-ci a son point de départ dans la tunique adventice des vaisseaux. M. Villemin signale aussi des thromboses des vaisseaux chylifères qui deviennent noueux, solides, sinueux, offrent des parois épaissies par des granulations dont elles sont infiltrées ainsi que le péritoine environnant. Dans ces cas, les ganglions mésentériques sont ordinairement hypertrophiés et tuberculeux.

Souvent même on peut constater que le contour des nodules miliaires présente une teinte grise ardoisée, ce qui est dû à un dépôt de pigment sanguin et à de petites ruptures vasculaires.

La **structure** de ces granulations est analogue à celle qui est si bien connue pour la tuberculose des autres organes.

(1) De la phthisie pulmonaire, par MM. Hérard et Cornil, 1867.

(2) Loc. cit.

(3) Cruveilhier. Anatomie path. générale, t. IV, p. 6?6.

(4) Cité par Hérard et Cornil.

D'après Villemin, pour mieux étudier au microscope une granulation miliaire, on peut la diviser par la pensée en trois zones ou couches concentriques : 1° une zone interne où se trouvent en grand nombre de petits noyaux de $0^{mm},004$ à $0^{mm},006$ (Hérard et Cornil) ; les éléments sont un peu granuleux, n'ont pas de nucléole, sont peu modifiés par l'acide acétique et représentent les cytoblastions de M. Charles Robin ; 2° une zone moyenne appelée par Virchow zone de prolifération, renfermant des éléments serrés les uns contre les autres et un nombre variable de noyaux ; 3° une zone externe où se trouvent des cellules plus grosses qu'à l'état normal et renfermant de 4 à 20 noyaux.

Autour de ces petites tumeurs miliaires se trouve un petit lacis de vaisseaux dilatés qui, sous l'influence d'une augmentation de pression, peuvent, comme nous l'avons déjà dit, se rompre et donner lieu à de petits points hémorrhagiques péri-granuleux.

Mais les vaisseaux s'arrêtent au pourtour des nodules; ils ne les pénètrent pas; aussi leur vie organique est-elle de peu de durée, et cesse-t-elle promptement, d'abord dans les parties centrales qui ont été formées les premières et qui ne tardent pas à subir la dégénérescence graisseuse. Ce qui caractérise le tubercule, dit le célèbre auteur de la *Pathologie cellulaire* et du *Traité des tumeurs*, « c'est la petitesse du foyer naissant, de la granulation miliaire, ainsi que la caducité de ses éléments, qui explique l'apparition étonnemment précoce de la nécrobiose caséeuse » (1). Mais il faut dire que, sur les séreuses en général, et sur la séreuse péritonéale en particulier, on trouve rarement ces masses caséeuses, grosses comme des noisettes, qui se rencontrent dans la trame de certains tissus, tels que les poumons, les ganglions lymphatiques ou le cerveau.

Nous avons à rechercher quel est, dans le péritoine, le **siége anatomique** des granulations tuberculeuses. Le plus souvent elles prennent naissance dans le tissu conjonctif qui se trouve au-dessous de la couche épithéliale. D'après Ludwig

(1) Virchow. Traité des tumeurs, trad. par Arronsohn, 1871, t. III, p. 160.

Meyer (1), cette couche même peut contribuer, pour sa part, à la multiplication des noyaux. Dans ce second cas, les granulations sont donc extra-séreuses; dans le premier, elles sont intra-séreuses. Elles peuvent aussi prendre origine, comme nous le verrons, au sein de masses celluleuses de nouvelle formation.

Pour terminer cette partie du sujet, nous ne saurions mieux faire que de mettre sous les yeux le tableau des résultats anatomo-pathologiques trouvés par MM. Rilliet et Barthez (2) sur 86 cas de tuberculisation péritonéale :

Granulations grises	24	Poussière..	
Granulations jaunes	23	Tubercules intra-séreux.. . .	40
Tubercules miliaires ou plaques tuberculeuses.	31	Tubercules extra-séreux. . .	22
Tubercules ramollis	6	Tubercules intra et extra-séreux à la fois.	10
Tissu gris en masse	2	Siége douteux.	10

Tuberculisations peu abondantes.. .	42
Tuberculisations assez abondantes.	24
Tuberculisations abondantes	20

Nous connaissons maintenant d'une façon générale l'aspect des granulations péritonéales, leur structure microscopique; ce n'est pas encore tout. Avant de traiter la péritonite tuberculeuse, nous avons encore à étudier les modifications que le développement miliaire imprime à toutes les parties du péritoine. Sans doute, le processus qui donne lieu à ces lésions se rapproche beaucoup du processus inflammatoire; mais son étude est liée intimement à celle du tubercule, qui continue autour de lui le travail de prolifération cellulaire. A un premier degré, le péritoine, surtout dans sa portion mésentérique, présente de petites traînées gris blanchâtre, un peu opaques, puis il s'épaissit, par suite de la multiplication souvent considérable des noyaux du tissu conjonctif qui environne chaque nodosité. A un second degré. l'épaississement devient plus considérable, le tissu conjonctif a subi un travail hyperplasique qui a presque doublé son volume, et à la faveur

(1) Ueber Entwickelung der Tuberkel, in Archiv für Pathologie und Anatomie. Citation de MM. Hérard et Cornil.

(2) Barthez et Rilliet, loc. cit., t. III, p. 783.

de ce travail irritatif, il a aussi donné naissance à un plus grand nombre de granulations. Sous cette influence il se produit un phénomène extrêmement remarquable, bien indiqué par MM. Cornil et Hérard, et sur lequel nous appelons l'attention ; nous voulons parler de *la rétraction de l'épiploon et du mésentère*. L'épiploon revient sur lui-même, se ratatine, remonte vers la partie supérieure de la cavité abdominale, quelquefois jusque vers la grande courbure de l'estomac, où il peut former souvent une tumeur dure, étalée en surface, et qui pourrait en imposer pour l'existence d'un carcinome du foie ou de l'estomac. Le mésentère de son côté se rétracte, tire à lui contre la colonne lombaire la masse intestinale à laquelle il s'insère. D'un côté, l'absence de l'épiploon vers les parties ombilicales, d'un autre, la rétraction du mésentère, contribuent pour une grande part à donner à l'abdomen cette forme excavée qui a été si souvent constatée, mais qui n'avait pas reçu une explication suffisante. Survienne alors l'inflammation entre ces anses intestinales déjà immobilisées par leur retrait vers la colonne lombaire, les contractions péristaltiques et antipéristaltiques des muscles intestinaux seront de plus en plus enchaînées, la masse alimentaire séjournera plus ou moins longtemps dans la cavité digestive et, ne subissant qu'à sa périphérie, rarement renouvelée, le contact des sucs glandulaires, elle sera dès lors incapable de réparer les pertes incessantes du malade. De là, cet amaigrissement si rapide qui quelquefois aboutit au marasme et ne tarde pas à enlever les malades.

Une autre altération très-rare, et qui ne se rencontre pas plus souvent sur le péritoine et les plèvres, parce que, d'après Virchow, les malades meurent avant sa production, c'est l'ulcération du tubercule en régression caséeuse. Nous ne faisons que mentionner, d'après l'illustre pathologiste de Berlin, une altération que nous n'avons pas vue, et qui n'est pas signalée par les autres auteurs. Quelquefois même, il se formerait, par la confluence extrême des granulations serrées les unes contre les autres et subissant la métamorphose caséeuse, une couche sèche, épaisse, d'un blanc jaune qui recouvre toute la surface comme un exsudat diphthéritique.

E. *Diagnostic anatomique de la granulation du péritoine.* — Si nous connaissons la granulation tuberculeuse par sa forme, par sa structure, nous devons pouvoir la distinguer d'autres produits qui peuvent aussi atteindre la séreuse abdominale, et qui ont avec elle certaines analogies d'aspect extérieur. *Ce diagnostic anatomique* nous sera d'une grande utilité dans les cas assez fréquents où le doute est permis sur la nature de ces produits tuberculoïdes.

On peut confondre les granulations tuberculeuses avec : 1° les petits lobules graisseux du péritoine; 2° les granulations inflammatoires; 3° les granulations cancéreuses; 4° les productions syphilitiques.

1° Cette confusion possible avec les petits lobules graisseux nous est ainsi indiquée par Virchow dans son Traité des tumeurs : « Les tuniques séreuses présentent souvent des éruptions de si fines granulations, que dans les endroits où le tissu de la membrane renferme des substances particulières, il est très-difficile d'y reconnaître le tubercule. Ainsi, dans l'épiploon, où les tubercules se développent entre les lobules graisseux et dans leur intérieur; il faut souvent beaucoup de soin pour distinguer les lobules graisseux les plus fins des tubercules » (1).

Il suffit sans doute d'attirer l'attention sur cette source d'erreur qui ne peut être commise si l'on y prend garde. La consistance moindre de ces lobules graisseux, leur coloration différente, leur siége, toujours intra-séreux, leur structure, sont des éléments qui permettent de les distinguer des productions tuberculeuses.

2° La difficulté est plus grande, lorsqu'il s'agit des granulations inflammatoires; elle s'accroît surtout avec les diverses interprétations qui ont été tour à tour données sur la nature de ces granulations et qui ont soulevé, comme nous le verrons plus loin, une si grosse question doctrinale. En effet, un grand nombre d'auteurs très-recommandables et même éminents ont attribué à toutes les granulations péritonéales une origine inflammatoire. Ce n'est pas ici le lieu de placer encore toutes

(1) Virchow. Loc. cit., t. III, p. 88.

les discussions que cette question a produites. Qu'il nous suffise de dire maintenant que *granulations inflammatoires et granulations tuberculeuses sont deux éléments différents, relevant de deux causes différentes.* La distinction anatomique de ces deux produits va déjà nous le prouver : les granulations inflammatoires décrites pour la première fois par M. Andral (1), puis par M. Gendrin (2), ont été ainsi décrites par les auteurs du Compendium de médecine : « Souvent, disent-ils, la fibrine sécrétée par la séreuse se concrète, parfois sous forme de grains isolés et de plaques qui imitent entièrement la granulation tuberculeuse » (3). Dans une thèse excellente soutenue à Paris, en 1863, le Dr Martel (4) s'exprime ainsi : « Il faut bien distinguer du tubercule les petites saillies papillaires, de nature purement inflammatoire, qui se voient souvent quelquefois en même temps que ceux-ci à la surface des séreuses...... La granulation est fine, miliaire, intra-séreuse et produit ainsi une saillie acuminée de la membrane. La papille séreuse, au contraire, à cette époque, est souvent large, aplatie : sa circonférence est moins arrondie. La transparence est parfaite si le péritoine est sain d'ailleurs. La saillie se continue avec les tissus dont elle est une efflorescence. » Ajoutons aussi que, d'après MM. Hérard et Cornil, leur siége de prédilection est sur les membranes d'enveloppe du foie et de la rate. A ce propos, nous rappelons que, pour M. Empis, le même siége est donné pour les granulations granuliques, et quelque déférence que nous ayons pour ce savant clinicien, nous sommes obligés de combattre sa théorie et de penser qu'il a souvent confondu des granulations, produits d'une inflammation simple, avec d'autres granulations, produits d'une inflammation spécifique qu'il a appelée *granulie* ou *granulite.* — Mais la nature différente de ces *phlogomes,* comme les appelait le regretté M. Küss, de Strasbourg, n'est pas seulement démontrée par leur aspect, par leur forme différente, par leur plus gros vo-

(1) Andral. Clinique médicale, t. II.

(2) Gendrin. Histoire anatomique des inflammations, t. I, p. 281.

(3) Compendium de médecine, p. 723.

(4) Essai sur la structure et le développement du tubercule. Thèse inaug., 1863, p. 17.

lume, elle nous est encore enseignée par leur structure d'après Hérard et Cornil, qui les ont trouvés pauvres en noyaux avec un agencement qui ressemble beaucoup à la structure des tissus fibreux et élastiques.

3° Il est une forme de cancer encore mal connue, et qui, par la localisation de produits miliaires sur le péritoine, peut être très souvent confondue avec des granulations tuberculeuses. C'est ce que M. Cruveilhier a si bien décrit le premier sous le nom de *forme tuberculeuse du cancer péritonéal*. Ce qui contribue encore à entretenir l'erreur, c'est que la marche de la maladie rappelle tout à fait la marche aiguë de la tuberculisation généralisée. En France, le Dr Jousset, dans sa thèse sur le cancer de 1846, avait déjà appelé l'attention sur l'évolution rapide de certains cancers qui, opposés à la phthisie rapide, ont pu être appelés du nom de *cancers galopants*. Sous le nom de carcinose *miliaire aiguë*, M. Laporte, en 1864, rapportait plusieurs observations de MM. Charcot et Vulpian, dans lesquelles le cancer s'était manifesté anatomiquement par la présence sur les séreuses de petites granulations assez analogues pour la forme et le volume avec les granulations tuberculeuses. Un an plus tard, le Dr Barudel (*Gaz. des hôp.*, 1862), décrivait sous le nom de *cancérisation* aiguë un fait semblable (1). Virchow se borne à nommer la *péritonite cirrheuse* (2) et à dire qu'on a souvent confondu le tubercule et le cancer. Il donne dans le tome Ier de son Traité des tumeurs une belle figure représentant un grand nombre de granulations cancéreuses sur la surface du péritoine.

Or, cette carcinose miliaire aiguë peut se montrer dans deux cas : ou elle survient consécutivement à un cancer développé dans un autre organe; ou elle survient d'emblée chez un sujet indemne de toute autre manifestation carcinomateuse. Dans le premier cas, la carcinose miliaire est secondaire, et l'on comprend parfaitement que par l'existence d'une tumeur encéphaloïde ou squirrheuse dans un autre organe, on n'éprouve pas de difficultés pour assigner à ces productions miliaires

(1) Voyez encore thèse de Neveur, 1871. Du cancer aigu.

(2) T. III. Traité des tumeurs.

leur véritable nature, à moins que l'on n'admette, comme on l'a cru trop souvent, la réunion possible de ces deux diathèses sur le même individu. — Mais il n'en est pas de même s'il s'agit d'une carcinose miliaire aiguë primitive; on n'a pas, comme tout à l'heure, la présence d'une tumeur cancéreuse pour en déduire nécessairement la nature des autres petits nodules. C'est alors que les caractères macroscopiques et microscopiques de ces productions peuvent éminemment être utiles. Les granulations cancéreuses sont d'un gris fauve, quelquefois elles sont blanches, ressemblant à des gouttes de cire blanche disséminées sur une table, d'autres fois rougeâtres, dans quelques cas à demi transparentes. Elles ont le volume d'un grain de mil à une noisette (thèse de Laporte); les petites tumeurs peuvent se ramollir et s'ulcérer et donner ainsi, par ces ulcérations disséminées, un aspect varioliforme à la membrane sur laquelle elles se sont développées. Le liquide est rouillé, sanguinolent, opaque, puriforme. D'après MM. Hérard et Cornil, ces tubercules cancéreux donnent à la coupe, au raclage un suc laiteux. L'examen microscopique permet d'y voir à leur centre des noyaux volumineux de $0^{mm},009$ de diamètre, tandis que les granulations tuberculeuses ne mesurent pas plus de $0^{mm},006$ et ont toujours à leur centre devenu opaque des éléments pâles, atrophiés et granuleux. De plus, comme le disent encore les mêmes auteurs, les petites masses cancéreuses sont plus homogènes et acquièrent le plus souvent un plus grand volume.

Suivant M. Lancereaux, il existerait dans le péritoine des altérations syphilitiques constituées principalement par des gommes. Celles-ci, par leur apparence extérieure, par leur structure histologique, rappellent les productions tuberculeuses. C'est la même prolifération conjonctive, la même multiplication cellulaire; le tassement des éléments qui les composent est identique, et elles subissent également la transformation graisseuse (Villemin) (1). Mais ces gommes attei-

(1) Villemin. Congrès médical international de Paris, 1867. — Ranvier. Recherches anatomiques dans un cas de syphilis viscérale et osseuse. Comptes-rendus de la Société de biologie, 1865.

gnent un volume plus considérable que les granulations tuberculeuses et coexistent avec d'autres lésions syphilitiques. — C'est également en se fondant sur d'autres altérations de même nature que l'on peut faire le diagnostic anatomique des tumeurs de la morve. Celles-ci ont chez le cheval une si grande ressemblance avec les nodules miliaires de la tuberculose que quelques auteurs ont pu regarder la morve comme la tuberculose du cheval.

F. *Epanchement liquide dans la cavité péritonéale.* — Nous savons maintenant reconnaître les lésions du péritoine. La grande cavité séreuse peut renfermer du liquide en quantité variable, mais le plus souvent en petite quantité ; quelquefois cependant l'épanchement est considérable comme nous en voyons un exemple dans la thèse de M. Hemey, où il est noté que l'on retira plusieurs fois de 10 à 14 litres de sérosité, Le plus ordinairement, surtout lorsque l'inflammation ne s'est pas encore déclarée, le liquide est limpide, séreux, citrin, albumineux, coagulable par l'acide nitrique et par la chaleur. Le liquide hydro-phlegmasique qui se trouve dans la péritonite tuberculeuse a d'autres caractères que nous mentionnerons plus loin. Cette hydropisie péritonéale peu abondante, le plus souvent, d'autres fois très-abondante, est due à plusieurs causes, à la compression :

1° Des radicules des mésaraïques par les granulations tuberculeuses ;

2° Des veines mésaraïques par les ganglions mésentériques tuméfiés ;

3° A la tuberculose du foie et à l'engorgement secondaire des ganglions de la veine-porte (Virchow).

CHAPITRE II

Inflammations tuberculeuses du péritoine.

Jusqu'ici, nous avons étudié, au point de vue anatomo-pathologique, les tubercules du péritoine. Il nous reste maintenant à décrire les différentes lésions que ces corps étrangers provoquent autour d'eux. Sans doute, dans beaucoup de cas, l'histoire clinique et anatomique de la tuberculose péritonéale est intimement liée à la péritonite chronique; mais il est bon d'étudier successivement ce qui est quelquefois bien nettement séparé au lit du malade ou sur la table de l'amphithéâtre.

C'est souvent dans les replis du mésentère qu'apparaissent les premières lésions inflammatoires. La séreuse se vascularise, perd de son poli, s'épaissit; puis le péritoine viscéral se prend à son tour, s'injecte, et ne tarde pas à présenter un état *poisseux* très caractéristique. Des adhérences ne tardent pas à se former qui, molles d'abord, unissent légèrement entre elles les anses intestinales, bientôt les anses intestinales à l'épiploon et au péritoine pariétal. Ce tissu cellulaire de nouvelle formation peut aussi, comme nous l'avons dit, devenir le point de départ de granulations tuberculeuses. Comme on le voit donc, la granulation et l'inflammation peuvent jouer l'une par rapport à l'autre le double rôle de cause et d'effet (Hérard et Cornil). Si le plus ordinairement, la poussée tuberculeuse est primitive, il n'en est pas moins vrai qu'elle peut être aussi secondaire et qu'elle peut apparaître consécutivement à l'inflammation.

Nous devons nous arrêter un instant sur ces faits en apparence contradictoires, qui soulèvent une question doctrinale d'une grande importance. Pour les partisans de l'exsudation, pour les auteurs qui, comme Broussais, Cruveilhier, Reinhardt, Rokitansky, ont pensé que les tubercules sont des produits inflammatoires, il n'y avait là rien que de très-naturel. Le processus phlegmasique produisait d'abord des fausses membranes et ensuite des granulations. Ce fait parlait en faveur de la théorie exsudative et s'inscrivait contre celle de la prolifération. Il était facile de répondre en citant les cas bien plus nombreux où des granulations se développent sans aucune trace d'inflammation. Mais la théorie exsudative n'avait pas dit son dernier mot. Elle a été dans ces dernières années reprise par un éminent médecin des hôpitaux, le docteur Empis qui sépara nettement la granulation et le tubercule. Il regarda la première comme un produit d'inflammation qui « doit être considéré comme l'acte d'élaboration de la matière qui formera les granulations grises ; mais une fois cette substance élaborée par l'acte inflammatoire, celui-ci cesse ; l'inflammation s'éteint, tandis que son produit continue une évolution pathologique désormais indépendante de l'inflammation qui en a été primitivement l'origine» (1). C'est ce qu'exprime l'auteur en disant que les granulations se *tuberculisent*. Mais leur tuberculisation, quoique fréquente, n'est pas fatale, elle ne fait que se surajouter au processus granulique qui en est entièrement indépendant. Nous voilà donc revenus loin en arrière, et l'auteur de la Granulie, du même coup, relève la doctrine dualiste de Bayle qui avait combattu l'identité de nature de la granulation et du tubercule, et ébranle l'œuvre toujours impérissable de l'illustre Laënnec qui avait regardé si justement les granulations et les tubercules comme représentant deux âges successifs de la même lésion. Cette « inflammation granulique, de nature spécifique, » se reconnaîtrait même aux caractères si anciennement connus de toutes les phlegmasies, à la rougeur, à la chaleur, à la douleur et au gonflement ; elle donnerait lieu à une sérosité claire et limpide, affecterait sur tout certains tissus, certains organes tels que les séreuses, tandis qu'elle ne se montrerait presque jamais dans d'autres, tels que les ganglions lymphatiques qui sont presque toujours atteints de tuberculisation caséeuse. Si, après la mort, on cherche l'hyperémie granulique, et qu'on n'en trouve pas de traces,

(1) Empis. De la granulie ou maladie granuleuse. 1865, p. 40.

c'est qu'elle a disparu, absolument comme disparaît après la mort la rougeur érysipélateuse. Tels sont les principaux caractères destinés par son auteur à étayer la théorie de la granulie. Sans doute, les granulations siégent de préférence sur les séreuses et se rencontrent très-rarement dans les ganglions lymphatiques où l'on observe souvent à son plus haut degré le processus de la caséification ; mais il n'en est pas moins vrai qu'elles peuvent devenir opaques au centre et subir la transformation nécrobiotique. Cette nécrobiose met plus ou moins de temps à s'effectuer dans différents organes, dans divers tissus ; mais nous pensons que c'est une erreur de ne pas tenir compte, dans l'évolution du processus tuberculeux, de la différence de lieu.

Quant aux caractères communs à toutes les inflammations que M. Empis invoque pour démontrer la nature phlegmasique des tumeurs miliaires, ils n'ont pas la valeur qui leur a été attribuée puisque la douleur, la rougeur et la chaleur font le plus souvent défaut et que le gonflement se montre dans des affections diverses. Si, dans certains cas, l'inflammation est primitive, et si dans ses produits cellulo-membraneux, peuvent naître et se développer des granulations, nous l'expliquons en disant que la phlegmasie a été, non la *cause*, mais *l'occasion* du développement des petites nodosités. Celles-ci se sont formées aux dépens du tissu cellulaire de nouvelle formation, comme elles se produisent dans la trame conjonctive des autres organes. De plus, dans la plupart des cas, ces fausses membranes qui se produisent antérieurement à l'apparition des tubercules sur le péritoine, peuvent aussi bien n'être que l'extension de l'inflammation de la muqueuse intestinale souvent ulcérée à la séreuse abdominale ; d'autres fois aussi on ne peut invoquer cette cause : la phlegmasie atteint d'emblée le péritoine, et les fausses membranes semblent être, comme l'a dit Chomel, le produit d'un travail inflammatoire modifié par la diathèse tuberculeuse.

Arrivé à la fin de cette discussion qui nous a paru nécessaire, nous dirons pour nous résumer que :

1° Les granulations tuberculeuses du péritoine ne sont jamais un produit d'inflammation.

2° L'inflammation est le plus souvent consécutive ; dans les cas où elle est primitive c'est : A. — par extension de l'inflammation des organes voisins, tels que l'intestin; B.—par l'action indirecte de la diathèse tuberculeuse pouvant donner lieu à diverses phlegmasies (Exemples : phlegmasies pulmonaires, bronchites chez les tuberculeux, endocardites cachectiques, etc.)

3° Il faut distinguer la *péritonite tuberculeuse* et la *péritonite des tuberculeux.*

Nous reprenons donc la description des lésions péritonéales où nous l'avons laissée. Les fausses membranes molles, peu adhérentes au début, deviennent de plus en plus consistantes; elles réunissent entre elles toutes les anses intestinales, déterminent des adhérences entre les divers organes, entre le foie et le péritoine diaphragmatique, les intestins et la paroi abdominale par le péritoine pariétal, l'estomac, le grand épiploon, etc. Dans le petit bassin, l'intestin, la vessie, l'utérus contractent des adhérences. Les enveloppes fibreuses du foie et de la rate sont épaissies, quelquefois elles ont une consistance cartilagineuse; l'épaississement du péritoine qui recouvre l'intestin, lui donne l'aspect de véritables plaques laiteuses disséminées dans divers points.

Lorsqu'on ouvre la cavité abdominale d'un malade qui a présenté pendant la vie tous les signes d'une péritonite chronique généralisée, on ouvre quelquefois d'emblée la cavité de l'intestin, par suite des adhérences de ce viscère à la paroi du ventre; les circonvolutions intestinales ne forment plus qu'une seule masse ; les rapports naturels entre les divers viscères sont plus ou moins changés, et les auteurs du Compendium de médecine citent même comme possible l'union plus ou moins intime de deux organes très-éloignés, par exemple, de l'estomac avec l'utérus.

Ces adhérences nombreuses, ces brides cellulo-fibreuses peuvent, en déterminant une compression de l'intestin ou une flexion exagérée de ce viscère, donner lieu à des phénomènes d'étranglement qui, signalés une première fois par M. Louis, en 1827, ont été depuis cette époque décrits par MM. Cossy (1),

(1) Mém. de la Soc. méd. d'observation, 3e volume, 1856.

Besnier (1), et relatés dans l'excellente thèse inaugurale du Dr Henrot (2). M. Besnier s'exprime ainsi : « Lorsqu'une portion d'intestin a contracté avec les parties voisines des adhérences morbides, elle est partiellement frappée d'une immobilité qui apporte un obstacle plus ou moins considérable à la libre circulation des matières. Si à ces conditions défavorables viennent se joindre des inflexions plus ou moins prononcées et plus ou moins multipliées de la portion d'intestin adhérente, l'obstacle au cours des matières peut devenir considérable, complet et amener la mort par lui-même. Enfin, MM. Cossy et Henrot ont fait la remarque que les adhérences générales de tout le paquet intestinal ne déterminent pas toujours beaucoup de troubles morbides, et que les adhérences partielles sont ordinairement plus capables de les produire. En résumé, les causes d'obstruction au cours des matières fécales peuvent être dues dans la péritonite chronique : 1° A la compression de l'intestin par des brides cellulo-fibreuses ; 2° à des flexions exagérées dues à des adhérences; 3° à la paralysie de l'intestin par suite de l'immobilité et de l'enchaînement de ses muscles.

Les adhérences et fausses membranes dont nous avons déjà parlé sont quelquefois infiltrées de liquide sanguinolent; elles ont une teinte ecchymotique par suite de l'épanchement d'une certaine quantité de sang entre les mailles du tissu de nouvelle formation. Andral, dans sa Clinique médicale, parle de ces fausses membranes noires et se demande même si cet état est dû à une gangrène du péritoine; il rapporte de plus l'observation d'un épanchement sanguinolent dans le péritoine consécutivement à un état tuberculeux des ganglions mésentériques. Depuis, les exemples de péritonite avec épanchement sanguinolent dans la cavité péritonéale ont été multipliés ; ils ont montré qu'on ne les rencontrait pas exclusivement dans la péritonite cancéreuse depuis les travaux qui ont été faits sur les néo-membranes hémorrhagiques et sur le mécanisme

(1) Etranglements internes de l'intestin. Paris, 1860

(2) Des pseudo-étranglements que l'on peut rapporter à la paralysie de l'intestin.

des hémorrhagies membraneuses par la rupture des vaisseaux de nouvelle formation.

G. *Épanchement péritonéal.* — Ordinairement le liquide épanché dans la cavité péritonéale est peu abondant. Tantôt il est transparent, citrin, mais laissant toujours déposer de la fibrine en grande quantité, comme cela se produit pour tous les liquides hydrophlegmasiques ; tantôt il est séro-purulent, caillebotté, trouble, jaunâtre, épais ; d'autres fois il est collecté en plusieurs foyers et forme comme autant d'*abcès interpéritonéaux*. Lorsqu'une perforation intestinale s'est ouverte dans une de ces poches, on peut trouver aussi des matières stercorales et aussi des gaz qui viennent de l'intestin. — Ajoutons aussi que pour M. Empis, qui fait une distinction entre la granulie et la tuberculose, l'abondance et la purulence de l'épanchement indiquent que les granulations se sont tuberculisées.

CHAPITRE III

Lésions secondaires des autres organes.

Les lésions qui sont observées sur d'autres organes dans la péritonite tuberculeuse sont de deux sortes : les unes sont dues à l'action générale de la diathèse qui produit dans différents viscères les altérations diverses de la tuberculose ; les autres sont dues à une action locale de l'affection sur les organes avec lesquels la séreuse abdominale se trouve en contiguïté.

Nous ne faisons que citer pour les premières les lésions de la tuberculose pulmonaire, l'éruption simultanée d'un grand nombre de granulations miliaires dans la tuberculose aiguë généralisée.

Les lésions consécutives à la péritonite elle-même sont plus importantes à étudier. L'*intestin* surtout doit faire le principal objet de nos recherches; nous ne parlerons plus de ses adhérences nombreuses avec divers organes, de ses flexions forcées qui peuvent déterminer des symptômes d'étranglement ; noune faisons que citer également l'ulcération tuberculeuse de la muqueuse, laquelle n'est presque jamais consécutive à la tuberculose péritonéale.

1° Les diverses couches de la paroi intestinale sont altérées; nous ne parlons pas de la tunique séreuse qui présente des lésions déjà décrites; mais la tunique musculaire est souvent atrophiée, les fibres sont dissociées souvent par l'exsudat phlegmasique, elles sont très-pâles et comme œdématiées, quelquefois même elles ont subi la dégénérescence granulo-graisseuse. On comprend très-bien que cette altération, jointe à l'immobilité à laquelle est condamné l'intestin par suite des adhérences, doit porter une grave atteinte aux contractions péristaltiques et antipéristaltiques. — D'autres fois, la membrane musculeuse est au contraire hypertrophiée, elle a acquis une épaisseur double de celle qu'elle possède à l'état normal. Nous en voyons un bel exemple dans une de nos observations où toutes les tuniques de l'intestin, et surtout la musculeuse et la celluleuse avaient subi, principalement dans la portion cœcale, une hypertrophie très-notable. Mais dans ce cas particulier, le travail hyperplasique avait surtout pour origine les ulcérations de la muqueuse dont la nature et l'origine tuberculeuses se reconnaissent ordinairement bien par leur forme ellipsoïde et la direction de leur grand axe perpendiculaire à l'axe longitudinal de l'intestin. Il faut, par conséquent, dans les lésions des parois de l'intestin, faire une assez large part aux tubercules qui se développent dans le tissu sous-muqueux et aux ulcérations qui en sont la suite.

2° On peut observer dans la péritonite tuberculeuse des perforations intestinales qui surviennent de plusieurs façons :

A. L'ulcération peut être due dans la tuberculose entéro-péritonéale à la présence de tubercules sous la muqueuse intestinale. Marchant de dedans en dehors, elle fait quelquefois communiquer deux anses intestinales. L'extension du travail inflammatoire est alors limitée par les adhérences qui se forment de bonne heure.

B. L'ulcération marche de dehors en dedans, de la membrane séreuse dans laquelle sont primitivement déposées les granulations à la musculeuse et à la muqueuse. Cette cause de perforation, dont MM. Rilliet et Barthez citent quelques cas dans leur livre, est extrêmement rare.

C. Il se forme souvent de petites poches purulentes circonscrites par des adhérences, et qui peuvent s'ouvrir dans la cavité digestive ou dans d'autres organes, dans la vessie, à travers les parois abdominales, dans le tissu cellulaire du petit bassin.

On comprend très-bien que ces communications, entre diverses parties de l'intestin peuvent entraîner des conséquences très-graves, surtout lorsqu'elles ont lieu entre des anses éloignées, entre le commencement de l'intestin grêle et le côlon, par exemple. Dans ce cas, les aliments, comme l'a dit Chomel, ne parcourent pas tout le trajet nécessaire à leur élaboration digestive et à leur absorption. La partie de l'intestin qui se trouve située au-dessous finit par s'atrophier ; un amaigrissement rapide survient, les aliments sont rejetés sans avoir subi le travail complet de la digestion, les selles ont donc les caractères de la lientérie, et les malades succombent par insuffisance de nutrition, comme dans le cas d'un anus contre nature qui soustrait une grande partie de la muqueuse intestinale à la digestion.

Une altération remarquable dans la péritonite chronique, et qui a été démontrée pour la première fois par M. Ménière (Chomel) consiste dans *la diminution non-seulement du calibre, mais aussi de la longueur de l'intestin.*

B. *Parois abdominales.* — Nous avons dit que quelquefois les parois abdominales sont perforées. Elles laissent écouler par une petite ouverture fistuleuse un liquide séro-purulent plus ou moins abondant. Parmi les observations qui ont été rapportées, nous citons un cas fort intéressant de M. le professeur Lasègue (1) et d'autres exemples fort instructifs dans dans un travail de M. le Dr Vallin (2) sur l'inflammation péri-

(1) Archives générales de médecine. Avril 1867, p. 448. — Sur un cas de péritonite chronique par le Dr Lasègue.

(2) Arch. génér. de méd. Mai 1869, p. 558. — De l'inflammation péri-ombilicale dans la tuberculisation du péritoine, par le Dr Emile Vallin, agrégé au Val-de-Grâce.

Voyez encore. De la perforation de la paroi abdominale antérieure

ombilicale dans la tuberculisation du péritoine. D'après cet auteur, les tubercules, après s'être ramollis, creusent de véritables cavernules dans l'épaisseur des tissus cellulo-fibreux de nouvelle formation qui unissent intimement l'épiploon et les anses intestinales au péritoine pariétal dans le voisinage de la cicatrice ombilicale. L'ulcération gagne l'intestin couche par couche et produit des perforations, lesquelles donnent lieu à un épanchement de matières fécales dans les clapiers tuberculeux limités par des fausses membranes. Le passage incessant de ces matières irritantes étend l'inflammation aux parties voisines, et devient la cause d'un véritable abcès. Lorsqu'il est développé, comme il arrive souvent, près de l'ombilic, c'est-à-dire vers l'endroit le moins résistant de l'abdomen, il peut s'ouvrir autour de la cicatrice et donner lieu à la sortie d'un liquide trouble, quelquefois de nature stercorale. Latéralement, M. Vallin a trouvé les différents plans musculeux, aponévrotique, cutané, soudés entre eux et notablement épaissis.

Ganglions mésentériques et lombaires. — Souvent on trouve les ganglions mésentériques et lombaires volumineux, engorgés, ayant subi souvent la transformation caséeuse. Il est extrêmement rare d'y découvrir des granulations. Mais l'adénite du mésentère est plus fréquente ; elle est une des causes les plus communes et les plus puissantes d'ascite par la compression des radicules des mésaraïques. D'après Rilliet et Barthez, il est rare de voir coïncider une phthisie mésentérique avec une phthisie péritonéale. Cependant il est possible d'en citer quelques exemples :

Autres organes, foie, rate, etc. — Le foie offre des altérations importantes et sur lesquelles on n'a pas attiré, que nous sachions, beaucoup l'attention. Nous ne faisons que citer l'épaississement de la capsule de Glisson, sa dégénérescence graisseuse si fréquente dans la phthisie pulmonaire.

dans les péritonites. Thèse de Paris, 1859, par M. Féréol, et antérieurement le travail du Dr Toulmouche, en 1854 (Gaz. méd.), sur les perforations intestinales dues à une cause pathologique.

De plus, d'après Virchow, les granulations tuberculeuses du foie sont très-fréquentes, contrairement à l'opinion de la plupart des auteurs qui ont regardé jusqu'alors cet organe comme doué d'une immunité morbide à l'égard de la tuberculose. Si, d'après l'illustre médecin de Berlin, ces granulations n'ont pas été vues jusqu'alors, c'est qu'elles sont extrêmement petites, *submiliaires*, suivant sa propre expression, et qu'elles ne peuvent être reconnues qu'à l'examen microscopique. Cette tuberculose hépatique, fréquente dans la phthisie aiguë et dans la tuberculose péritonéale, s'accompagne du développement secondaire des ganglions de la veine porte, lesquels doivent déterminer alors par compression l'épanchement d'un liquide ascitique plus ou moins abondant.

Il est une autre altération beaucoup plus rare sans doute, mais qui a cependant une certaine importance. C'est une atrophie du foie consécutive à la péritonite circonscrite autour de cet organe. M. Colin (1) qui en fait mention, se demande si l'on doit l'expliquer par une simple compression du parenchyme au moyen de la membrane d'enveloppe épaissie et revenue sur elle-même, ou, comme le croit Frerichs, par une inflammation de la capsule de Glisson jusque dans ses prolongements intra-hépatiques pouvant ainsi déterminer une oblitération des vaisseaux de la veine-porte.

La rate et les autres organes, l'utérus et ses annexes présentent des altérations dont nous avons suffisamment parlé.

(1) Etudes cliniques de médecine militaire, p. 23. — 1864.

SECONDE PARTIE

CHAPITRE I

Modes de début. — Marche de la maladie.

La tuberculisation du péritoine et la péritonite qui en est la suite, peuvent affecter deux modes de début différents : dans l'un, les accidents éclatent avec une certaine acuité et évoluent même avec une marche qui rappelle l'aspect d'une pyrexie ; dans l'autre, les symptômes apparaissent sourdement, lentement, sans réaction fébrile bien accusée et ont une marche essentiellement chronique. Le début est donc *aigu* ou *insidieux*.

1° *Début aigu.* — Il se montre dans deux cas différents : ou, ce qui est le plus fréquent, dans la tuberculisation aiguë généralisée, ou dans la phthisie chronique lorsque la tuberculose péritonéale lui succède. Les malades accusent assez promptement des douleurs dans l'abdomen ; la fièvre se déclare avec exacerbations vespérales, la peau est chaude, le pouls fréquent, la langue est rouge sur les bords, blanchâtre à sa partie médiane, le ventre se ballonne; il peut survenir des vomissements, il y a de la constipation qui alterne souvent avec la diarrhée. Cet état dure pendant plusieurs semaines, et si le malade ne succombe pas à cette première atteinte, tout paraît rentrer dans l'ordre, les douleurs n'arrivent qu'à de rares intervalles, les digestions deviennent régulières, la fièvre cesse jusqu'au jour où de nouvelles éruptions miliaires ou de nouvelles poussées inflammatoires déterminent les mêmes accidents. Cette forme assez rare de la maladie peut être désignée sous le nom d'*inflammatoire aiguë*.

Elle est peu différente de la *forme typhoïde*, qui a été si bien décrite par M. Empis. D'après cet auteur, les symptômes du début, la marche, rappellent presque complétement l'invasion ou l'évolution d'une dothiénentérie. Le malade éprouve de la céphalalgie, du malaise, des bourdonnements d'oreille, de la fièvre, il a une ou deux épistaxis. Insomnie, inappétence, douleurs abdominales, constipation, plus souvent diarrhée, ballonnement et sensibilité du ventre, fièvre continue, etc., voilà bien des symptômes qui peuvent en imposer pour l'existence d'une fièvre typhoïde. Cependant, au bout d'un ou deux septénaires, les taches rosées n'ont pas encore apparu, la douleur s'est généralisée à une grande partie de l'abdomen, ou elle affecte du moins les deux régions iliaque et la région péri-ombilicale ; la constipation est quelquefois opiniâtre, il se fait un épanchement liquide peu abondant dans le péritoine ; le cycle thermométrique ne présente pas la régularité du cycle de la fièvre typhoïde avec ses oscillations ascendantes, fixes et descendantes ; l'erreur peut déjà se dégager si, après trois semaines, les troubles abdominaux persistent, si les vomissements se déclarent, si l'on reconnaît dans l'appareil pulmonaire l'existence de lésions qui puissent être sûrement rapportées à la tuberculose, et enfin si, après la disparition de l'épanchement liquide du péritoine ou de la tympanite, on peut constater cet empâtement et cette rénitence qui résultent de l'accolement des intestins et de la présence de fausses membranes. La maladie peut donner quelques jours, quelques semaines de répit, elle subit un temps d'arrêt, mais, au bout d'un temps variable, les mêmes accidents se réveillent, la fièvre se rallume, il y a de l'amaigrissement, de la prostration des forces. Les symptômes nerveux, ataxiques, se déclarent, lorsque l'éruption miliaire envahit les méninges, et la mort ne tarde pas à survenir.

La production de ces accidents aigus ne doit pas toujours être imputée, comme l'a si bien démontré l'auteur de la granulie, à une poussée nouvelle de nodules miliaires ou au processus adhésif de l'inflammation. Elle a son origine dans la formation de petits abcès inter-péritonéaux, de collections purulentes qui se développent en plus ou moins grand nombre au milieu des adhérences. Il semblerait, dit cet éminent observateur, qu'une inflammation nouvelle « reçoive des nouvelles conditions anatomiques, dans lesquelles se trouve le péritoine, par suite du tissu cellulaire adhésif qui s'y est développé, une tendance à la suppuration qui n'existait pas de prime abord ». On constate alors en certains points des douleurs lancinantes, de la fluctuation et de la matité. La fièvre est vive, accompagnée de frissons, avec exacerbations vers le soir, le pouls fréquent, la peau chaude ; il survient des sueurs, de la diarrhée colliquative, de l'amaigrissement, et le malade peut être, pendant un temps plus ou moins long, en proie à tous les symptômes, à tous les accidents de la fièvre hectique. Cette marche *subaiguë* sert d'intermédiaire entre la forme aiguë et la forme chronique dont nous allons parler.

B. *Début chronique, insidieux.* — La péritonite chronique tuberculeuse débute souvent et évolue sans réaction fébrile bien marquée ; les douleurs abdominales sont profondes et sourdes ; elles ne sont souvent pas spontanées, elles sont provoquées ou exagérées par la pression au niveau des deux flancs et de l'ombilic ; le ventre se rétracte vers la colonne vertébrale ou se tuméfie, en partie par l'épanchement d'un liquide ordinairement peu abondant, en partie par la tympanite intestinale qui souvent à elle seule peut constituer l'unique symptôme de la tuberculose péritonéale non compliquée de l'inflammation de la sérieuse ; la diarrhée alterne avec la constipation. — Cette marche chronique peut être quelquefois interrompue par la production d'accidents aigus (fièvre légère, douleurs abdominales plus vives, etc.), coïncidant avec de nouvelles poussées inflammatoires ou tuberculeuses. Bientôt ces symptômes s'apaisent, la fièvre se calme, l'épanchement diminue, et les malades ne ressentant plus que quelques rares douleurs dans le ventre, peuvent de nouveau revenir à leurs occupations. Nous donnons plus loin deux observations qui rappellent bien cette forme de la maladie. Mais cette amélioration n'est pas définitive, et il suffira de la plus légère cause pour amener l'explosion de nouveaux accidents.

Quelquefois enfin, les douleurs sont si peu marquées que les malades n'y attachent aucune importance et qu'ils ne viennent consulter le médecin que parce qu'ils s'aperçoivent d'une certaine tuméfaction du ventre.

Le plus ordinairement, la péritonite chronique tuberculeuse se déclare chez des individus déjà tuberculeux et qui ont présenté tous les symptômes de la phthisie pulmonaire. C'est, du reste, l'opinion de la plupart des auteurs et de Grisolle en particulier, qui pense que presque toujours les tubercules du poumon sont antérieurs à ceux du péritoine. — Chez les enfants, il n'en serait pas toujours ainsi d'après MM. Rilliet et Barthez qui, sur 22 cas de péritonite tuberculeuse, ont vu 12 fois la phthisie péritonéale débuter d'emblée. On sait, du reste, que la tuberculisation abdominale est plus fréquente chez les enfants que chez les adultes et que, se fixant primitivement sur les ganglions mésentériques et lombaires, elle peut secondairement affecter la grande séreuse.

D'autres fois cette péritonite est complétement *latente*, et l'on trouve à l'autopsie des traces d'inflammation qui n'avait été révélée par aucun symptôme pendant la vie.

La tuberculisation du péritoine sans lésion inflammatoire est le plus souvent latente ou ne manifeste quelquefois sa présence que par la production d'une ascite ordinairement peu abondante qui survient sous l'influence de la compression des veines mésaraïques par les granulations ou les ganglions engorgés. D'autres fois aussi, c'est une tympanite intestinale qui constitue, comme nous l'avons déjà dit, l'unique symptôme de la tuberculose péritonéale.

Telles sont les diverses formes qu'affectent la tuberculose péritonéale et la péritonite tuberculeuse ; nous allons maintenant examiner chaque symptôme en particulier.

CHAPITRE II

Symptomatologie.

La ***douleur*** est un des symptômes dont l'intensité est la plus variable. Très-légère ordinairement, au point que les malades négligent d'en parler, elle devient quelquefois rapidement assez vive lorsque de nouvelles poussées granuleuses et inflammatoires se font vers la séreuse abdominale. Tantôt elle est le phénomène initial de la maladie, tantôt elle succède au gonflement du ventre lorsque l'épanchement est produit par l'abondance de granulations qui compriment les radicules des veines mésaraïques.

Dans la forme chronique et insidieuse de la maladie, les douleurs sont sourdes, profondes, contusives, exceptionnelle, ment lancinantes, rarement spontanées. Elles sont presque toujours provoquées par les efforts de toux, de vomissements, le cahotement d'une voiture, les coups, les chutes et la pression profonde, exagérées souvent par l'ingestion des aliments, la marche, la station debout.

Elles ont un siége variable, mais se font principalement sentir autour de l'ombilic, par la pression profonde des hypochondres droit et gauche, et surtout par une pression exercée simultanément dans les deux fosses iliaques d'avant en arrière et de dehors en dedans. Ces douleurs ne sont pas toujours fixes; elles sont au contraire, vagues, erratiques, mobiles, existant un jour dans une fosse iliaque, un autre jour dans l'autre (Rilliet et Barthez); quelquefois elles se portent à la région épigastrique et donnent lieu à des douleurs en ceinture. Rarement, elles présentent des irradiations. M. Grisolle a observé avec M. Chomel une sciatique très-douloureuse et très-rebelle due à la compression probable du nerf sciatique par des fausses membranes et des adhérences formant tumeur.

Lorsque la péritonite est pelvienne et qu'elle est consécutive à la tuberculisation des organes génitaux, les malades ressentent des douleurs dans le bas-ventre, irradiant vers les aines, les reins et l'anus. Le toucher vaginal permet dans ce cas de constater l'enclavement et l'immobilité de l'utérus au milieu de petites tumeurs situées dans les culs-de-sac, bosselées, arrondies, petites, non fluctuantes, variant du volume d'un haricot à celui d'une noix et donnant souvent aux trompes l'aspect d'un corps moniliforme (Brouardel).

Lorsqu'elle est consécutive aux ulcérations tuberculeuses de l'intestin, il y a eu auparavant des coliques, des borborygmes, des douleurs très-sourdes accompagnées de diarrhée.

Mais on s'exposerait à beaucoup de mécomptes, si l'on croyait que l'existence de ces douleurs sourdes est une règle absolue dans la péritonite tuberculeuse. Il se présente beaucoup d'exceptions, et il est souvent possible de trouver des cas où ces douleurs manquent absolument et où il est difficile même de les réveiller par une pression très-profonde. Ce fait avait déjà été signalé par les auteurs anciens. Bayle (1) cite

(1) G. L. Bayle. Recherches sur la phthisie pulmonaire, p. 148, 1810.

l'exemple d'une phthisie *occulte* compliquée de péritonite dont l'existence n'a été révélée que par l'autopsie. De nos jours, Grisolle rapporte le cas d'un malade atteint d'une péritonite tuberculeuse avec ascite, et qui souffrait si peu que, pour le prouver, il ne craignait pas de se frapper de grands coups dans le ventre.

Enfin, d'autres fois, les douleurs ont un caractère plus aigu, elles laissent peu de repos aux malades, s'accompagnent d'un léger état fébrile ; mais elles ne sont pas continues, elles disparaissent au bout d'un certain temps lorsque la poussée inflammatoire qui leur avait donné naissance, finit par s'éteindre. Dans la tuberculose aiguë généralisée, avec prédominance abdominale, dans la forme abdominale de la granulie, comme le dit le Dr Empis, il peut aussi se développer une hyperesthésie générale à laquelle participent des parois de l'abdomen. Dans ce cas, la douleur est superficielle et existe dans la peau. Mais la douleur qui siége dans le péritoine enflammé se distingue de celle qui dans la dothénentérie siége dans la région iliaque droite, par son étendue, sa généralisation à tout le ventre, au creux de l'épigastre, à la région splénique, aux hypochondres (Empis).

Enfin, cette douleur peut être suraiguë ; mais alors elle n'appartient pas, à proprement parler, à la péritonite tuberculeuse ; car, dans ce cas, elle est souvent consécutive, soit à une perforation intestinale, soit à l'issue dans la cavité séreuse de matières tuberculeuses ou purulentes qui ne tardent pas à développer une inflammation aiguë du péritoine. Mais quelquefois aussi ces accidents se produisent sans douleur, et Andral cite le cas très-remarquable d'une perforation intestinale avec issue des matières dans la cavité abdominale, laquelle ne fut constatée qu'à l'autopsie.

L'abdomen a une **forme** différente dans la péritonite tuberculeuse. Tantôt il est rétracté, revenu sur lui-même, en bateau ; tantôt il est distendu, tuméfié. Nous avons parlé à l'article *anatomie pathologique* de la première forme qui est due surtout à la rétraction du mésentère. Dans ce cas, il n'y a pas, ou il y a peu de liquide dans la cavité abdominale.

Dans la seconde forme, l'augmentation de volume peut

reconnaître diverses causes : 1° elle se montre en l'absence de tout épanchement péritonéal appréciable, lorsque les intestins sont distendus par les gaz et que des fausses membranes épaisses réunissent les organes abdominaux et forment tumeur. Dans ce dernier cas, ainsi que dans le premier, nous avons donc affaire à une *péritonite sèche*; — 2° la tuberculisation du péritoine en l'absence de tout travail inflammatoire, est accompagnée d'hydropisie péritonéale par suite de la compression des radicules de la veine porte au moyen des granulations tuberculeuses. Le liquide obéit alors à toutes les lois de la pesanteur, change de place avec les changements que l'on fait subir aux malades, le ventre a la forme d'une outre, et présente, lorsque le malade est dans le décubitus dorsal, cet élargissement des flancs si caractéristique de l'ascite. L'épanchement peut être quelquefois assez abondant pour simuler une cirrhose. Cette forme se rapporte à la *tuberculisation du péritoine avec ascite*; — 3° L'épanchement est ordinairement peu abondant, il est consécutif à l'inflammation péritonéale; limité, circonscrit par des adhérences, il n'obéit plus exactement aux lois de la pesanteur; le ventre a l'aspect globulaire et ovalaire; il présente quelquefois un développement plus considérable sur certains points de l'abdomen. Cette forme de beaucoup la plus fréquente est due à *la péritonite tuberculeuse avec épanchement*. C'est sur ce dernier point que nous devons surtout insister.

Le ventre offre à la **palpation** et à la **pression** une rénitence, un empâtement général qui ont été signalés par tous les auteurs. On peut, en palpant plus profondément avec les deux mains, constater que les anses intestinales ne glissent plus sur elles-mêmes, qu'elles sont immobiles et qu'on les déplace *en masse* de côté et d'autre. On pourrait presque croire à l'existence d'une tumeur qui remplirait toute la cavité abdominale.

On ne sent presque jamais à travers les parois les tumeurs tuberculeuses qui dans ce cas pourraient être confondues avec des tumeurs cancéreuses. Cependant MM. Rilliet et Barthez (1) citent une observation où l'on sentait à travers les parois de

(1) Loc. cit., p. 785.

gros tubercules épiploïques. Empressons-nous d'ajouter que cette constatation, difficile et le plus souvent inutile, ne peut se faire que pour l'épiploon.

On peut aussi sentir et voir à travers les parois des bosselures dues à des dilatations irrégulières de quelques anses intestinales.

A la **vue**, lorsque le ventre est très-distendu par les gaz ou l'épanchement péritonéal, la peau de l'abdomen est sèche et rugueuse et présente dans quelques cas une desquamation assez fine de l'épiderme. Ces caractères n'ont pas une grande importance. Parmi les signes que la vue seule permet de constater, nous signalons l'existence d'une *circulation abdominale supplémentaire*, apparaissant sous la forme d'arborescences veineuses. Ce fait ne doit pas nous surprendre, puisque nous savons que ce phénomène se produit dans tous les cas d'obstacle à la circulation porte, que cet obstacle siége sur les radicules des veines mésaraïques ou sur le tronc même de la grande veine abdominale. Il ne saurait donc y avoir de différence bien marquée pour la disposition qu'affectent ces veines dilatées dans la péritonite chronique et la cirrhose, et nous ne pouvons admettre comme encore parfaitement démontré le signe caractéristique indiqué par M. le Dr Lancereaux dans la thèse de M. Hemey, et suivant lequel les dilatations veineuses seraient sus-ombilicales dans la cirrhose et sous-ombilicales dans la péritonite.

Mais, dans la péritonite chronique, la circulation supplémentaire de l'abdomen n'est pas seulement due à la compression du système porte, elle peut aussi avoir pour origine, comme M. Jaccoud en a cité un remarquable exemple dans sa clinique, une compression de la veine cave inférieure par un ou plusieurs ganglions hypertrophiés ou tuberculeux. L'éminent médecin a indiqué dans ce cas une disposition topographique du réseau veineux différente de celle qui est observée dans la cirrhose. Tandis que dans cette dernière maladie et dans toutes les affections qui ont pour résultat un obstacle au cours du sang porte, la circulation collatérale se fait symétriquement par les veines médianes (épigastriques et mammaires internes) dans l'espace compris entre l'appendice xyphoïde et le pubis;

lorsque la circulation de la veine-cave est entravée, la circulation collatérale se fait sur les côtés, vers les régions hypochondriaques et inguinales, les parties latérales du thorax jusqu'aux clavicules (réseau abdomino-axillaire). De plus, dans le premier cas, le sang circule de haut en bas ; dans le second, il se dirige de bas en haut, et lorsque la cause comprimante siége au-dessus de l'embouchure des veines rénales, l'urine devient albumineuse (Jaccoud), et il existe alors un œdème considérable des extrémités inférieures et des parois abdominales.

Dans les péritonites granuleuses à forme aiguë ou subaiguë survenant dans le cours d'une tuberculose généralisée miliaire, Waller a noté la présence sur l'abdomen de taches rosées lenticulaires, analogues à celles que l'on rencontre dans la fièvre typhoïde. Rilliet et Barthez disent que, lorsqu'elles existent, elles sont « peu nombreuses, petites, mal dessinées, de peu de durée » (1). Nous ne pensons pas que ce simple caractére suffise à distinguer les taches rosées de la tuberculose de celles de la dothiénentérie.

La **percussion** fournit des signes très-importants. Si l'on percute l'abdomen, on constate souvent, lorsque le malade est dans le décubitus dorsal, une simple obscurité du son et même les signes de la tympanite dans les deux régions iliaques, dans la région hypogastrique, tandis qu'il existe de la matité sur les parties médianes, au niveau de l'ombilic. Ces résultats sont tout à fait différents, comme on le voit, de ceux qu'on obtient dans une ascite ou un épanchement abdominal qui n'est pas retenu par des adhérences. Dans ce cas, en effet, la matité dans le décubitus dorsal est bien marquée dans les deux flancs, à l'hypogastre, et la sonorité se perçoit dans les régions supérieures et médianes de l'abdomen, suivant une ligne courbe à concavité supérieure. De plus, dans l'ascite, lorsqu'on fait mettre le malade sur le côté, le liquide qui obéit aux lois de la pesanteur tombe dans le flanc incliné où le son de percussion est mat, tandis qu'il est sonore dans le flanc opposé où se sont portées les anses intestinales. Dans la péritonite chronique, le son de percussion ne change pas aussi exactement avec les changements de place qu'on imprime aux malades parce que le liquide est retenu par des fausses membranes.

Ainsi par exemple fait-on coucher un malade sur le flanc droit, la percussion de ce côté pourra donner lieu à un son simplement obscur et du côté gauche à une matité absolue. Cette particularité, qui ne permet pas de confondre une péritonite chronique avec l'ascite, peut cependant susciter une autre cause d'erreur et faire croire à un kyste de l'ovaire. — Ajoutons à tous ces caractères que la fluctuation est aussi très-souvent obscure dans la région hypogastrique et que la sensation du flot ne peut s'obtenir qu'en plaçant les deux mains à une très-petite distance dans les cas très-fréquents où plusieurs épanchements sont enkystés. Nous ne saurions mieux faire, pour donner une idée exacte de tous ces signes si importants que de transcrire ici un résumé remarquable de M. Jaccoud (1) : « Tuméfaction médiocre et régulière du ventre, « sans proéminence médiane accusée ; submatité générale « arrivant par place à la matité absolue, sonorité relative au « niveau des deux côlons latéraux ; empâtement, résistance « et bosselures caractéristiques à la palpitation, déplacement « de toute la masse viscérale d'un côté à l'autre, comme si le « contenu de l'abdomen était transformé en une tumeur uni- « que, parfaitement homogène ; fluctuation très-obscure dans « la région hypogastrique, sans ondulation, sans flot du li- « quide : tels sont les signes physiques qui, sans autre exa- « men, décèlent d'une manière positive l'existence d'une in- « flammation chronique du péritoine. »

Ajoutons que l'épanchement abdominal dans la péritonite chronique a pour caractère très-important d'apparaître et de disparaître quelquefois avec une grande rapidité, au point qu'on en trouve à peine les traces après la mort.

A l'***auscultation***, il est quelquefois permis d'entendre un bruit de frottement péritonéal qui résulte du glissement des deux surfaces viscérales et pariétales de la séreuse devenue rugueuse, soit par le dépôt de granulations nombreuses, soit par la formation de fausses membranes. Ce bruit morbide, bien étudié par le Dr Desprès, en 1844, par Beatty (de Dublin), Corrigan, Bright et Robert Spittal, disparaît aussitôt que l'épanche-

(1) Leçons de clinique médicale par S. Jaccoud, 2e édit., 1869, p. 116.

ment liquide survient. Son intensité est variable, disent MM. Barth et Roger; tantôt il est constitué par un frôlement léger; tantôt par un râclement plus rude. D'autres fois il donne la sensation de l'écrasement de l'amidon; il peut être perçu par l'oreille et senti par la main. Il peut se produire dans toutes les parties de l'abdomen, autour de l'ombilic, mais surtout dans les points où la séreuse enflammée s'appuie sur un organe résistant, comme dans l'hypochondre droit au niveau du foie. Il est exagéré par les mouvements respiratoires, par la contraction des muscles abdominaux, et aussi quelquefois, d'après le Dr Spittal, (1) par les mouvements intestinaux qui peuvent donner au bruit morbide un caractère continu.

Lorsque le ventre est rétracté vers la colonne vertébrale, la pression avec la main pratiquée sur les ilôts d'intestins agglomérés par des fausses membranes permet d'entendre des bruits légers, comme des petits gargouillements inachevés, si bien nommés *cris intestinaux* par M. le Dr N. Guéneau de Mussy et attribués à des déplacements partiels de liquide et de gaz (thèse du Dr Rathery (2).

Le tympanisme du ventre s'observe fréquemment dans la tuberculose aiguë que M. Empis a appelée du nom de granulie; ce symptôme pourrait être une source d'erreur entre cette maladie et la dothiénentérie. Mais, pour cet auteur, ce météorisme a des caractères particuliers qui peuvent facilement la faire connaître. Dans la granulie, il peut survenir lorsque les symptômes d'innervation sont peu prononcés, puisqu'il est dû à la paralysie inflammatoire des muscles intestinaux, tandis que dans la dothiénentérie il est toujours en corrélation avec l'intensité de la stupeur, la prostration des forces et la gravité apparente de la maladie (3).

Les **symptômes digestifs** et les **troubles nutritifs** qui en sont la conséquence méritent une mention très-impor-

(1) London and Edinb. Montly journal, mai 1845. — Traité pratique d'auscultation par MM. Barth et Roger, 7e édit., 1870, p. 492.

(2) Essai sur le diagnostic des tumeurs intra-abdominales chez les enfants, par le Dr Rathery, thèse inaug., 1870.

(3) Loc. cit., p. 195.

tante dans la description clinique de la maladie. La langue est souvent normale, humide, d'autres fois saburrale ; dans quelques cas, elle est surtout à la fin de la maladie, rouge, piquetée, sèche (Toulmouche) (1). L'appétit est quelquefois conservé ; mais souvent les malades ont de l'inappétence, du dégoût pour les aliments, ils ont des nausées et enfin des vomissements composés de matières alimentaires ou bilieuses. Du reste, rien de plus variable sous ce rapport : Il est des malades qui, avec des lésions abdominales considérables parcourent toutes les périodes de leur maladie en ne vomissant pas ou en vomissant peu ; d'autres, avec des altérations moins marquées, ont des vomissement fréquents, presque incoercibles et qui se répètent presque à chaque repas. Le plus souvent, ils apparaissent dans le cours ou à la fin de la maladie ; quelquefois aussi, ils peuvent survenir avant que les autres symptômes péritonéaux se soient encore manifestés, au début même de la tuberculose aiguë, dans la maladie que M. Empis a décrite sous le nom de *granulie à forme abdominale*.

La diarrhée alterne avec la constipation ; la première est due aux lésions concomitantes de la muqueuse intestinale (catarrhe, ulcérations tuberculeuses) ; la seconde, à l'immobilité, à la parésie des muscles de l'intestin ; elle est même quelquefois opiniâtre et peut donner lieu à des symptômes d'étranglement. — Enfin, un phénomène qu'il est souvent permis d'observer, surtout dans les cas d'adhérences généralisées et de perforations intestinales faisant communiquer deux anses éloignées, c'est la *lientérie*. Les malades rejettent les aliments presque intacts et mal digérés. Cette complication, qui n'est pas rare, est une cause des plus fréquentes pour produire un amaigrissement de plus en plus marqué. Les malades ne réparant plus les pertes incessantes de leur organisme, finissent par tomber dans le marasme, et meurent de faim. Aussi dans ces cas n'est-il pas rare d'observer une faim que rien ne peut satisfaire, par la raison bien simple que les aliments sont incomplétement assimilés dans la cavité digestive,

Les **Symptômes généraux** sont souvent peu marqués, et

(1) De la péritonite chronique et des causes de la difficulté de son diagnostic, par le Dr Toulmouche, in Gaz. méd., 1843, p. 546.

il arrive quelquefois qu'une péritonite indolente se termine sans réaction fébrile. Mais, le plus ordinairement, les malades ont de la fièvre le soir avec rémission complète le matin ; la température vespérale s'élève dans l'aisselle de 39° à 39° 5 et même 40°. Le pouls est fréquent, faible, la peau chaude, quelquefois couverte de sueur, surtout pendant la nuit. Du reste tous ces symptômes se confondent avec ceux de la tuberculose pulmonaire qui coexiste presque toujours.

Symptômes rares. — Sous ce titre, nous rangeons les symptômes qui, se présentant rarement à l'observateur, n'ont pas de cette façon une grande importance. De ce nombre, nous citons la présence de dépôts pigmentaires que M. Guéneau de Mussy (1) aurait surtout rencontrés dans la tuberculose abdominale. Dans une thèse fort bien faite sur ce sujet nouveau, le Dr O. Jeannin (2) est arrivé à cette conclusion qu'on trouve « les pigmentations cutanées chez les malades qui ne présentent ni accidents hémorrhagiques graves, ni diarrhée incoercible ». Il en résulte donc que le *masque* des phthisiques ne s'observe pas plus souvent dans la phthisie abdominale que dans la phthisie pulmonaire.

Il survient quelquefois dans la tuberculose péritonéale, des métrorrhagies qui, en l'absence de toute atteinte tuberculeuse des organes génitaux internes, doivent être attribuées à une congestion de l'utérus et des annexes participant aux poussées granuleuses et aux congestions péritonéales qu'elles produisent (Gueneau de Mussy). Dans ce cas, les congestions qui s'opèrent du côté du péritoine et des organes sexuels, peuvent déterminer une véritable *dérivation fluxionnaire* par rapport au poumon et remplacer ainsi les hémoptysies qui font alors défaut. Sans doute, le plus ordinairement, l'aménorrhée est la règle dans les affections tuberculeuses ; mais nous avons observé quelquefois dans les hôpitaux que des ménorrhagies pouvaient, en l'absence de toute lésion ulcéro granuleuse du col utérin, suppléer en quelque sorte aux congestions périphymiques dont les poumons sont le plus souvent le siége. C'est à cet ordre de

(1) Gazette des hôpitaux, n° 30, 1867.

(2) Des pigmentations cutanées dans la phthisie pulmonaire, par le Dr O. Jannin. Thèse inaugur., 1867.

faits que l'on pourrait réserver le nom d'*hémoptysies utérines*. (H. Huchard.)

Les ménorrhagies peuvent être dues aussi à la présence de nombreuses granulations siégeant dans l'ovaire, les trompes ou dans la muqueuse utérine ; mais il est remarquable que les hémorrhagies menstruelles sont rares dans la tuberculisation des organes génitaux. On observe plus souvent l'aménorrhée qui est la conséquence de l'état d'atrophie et d'anémie des organes sexuels. (Brouardel) (1).

Citons encore la sciatique, les phénomènes de dysurie que MM. Chomel et Grisolie ont constatés, des sensations de plénitude dans le bassin, de pesanteur au périéne, consécutives à une rétroversion de l'utérus produite elle-même par des brides celluleuses.

Enfin, M. le Dr Vallin, dans son travail déjà cité, a noté, dans certains cas que nous avons analysés à l'anatomie pathologique, l'existence au niveau de la cicatrice ombilicale d'une rougeur et d'un œdème indolent de la peau, qui persistent quelquefois pendant un temps assez long, variable de un à deux mois. M. Bernutz avait déjà dans un mémoire inséré dans les *Archives de médecine* (2) attiré l'attention sur les phlegmasies aiguës des parois de l'abdomen terminées par suppuration. M. Vallin a plutôt décrit les phlegmasies chroniques péri-ombilicales. Cette rougeur et cet œdème indolent sont des signes souvent précoces de la perforation qui doit s'effectuer plus tard autour de l'ombilic.

CHAPITRE III

Diagnostic.

Les développements dans lesquels nous sommes entré pour la description exacte des symptômes, nous dispensent d'une longue étude sur le diagnostic qui, du reste, n'appartient qu'indirectement à notre sujet.

A. — La tuberculisation du péritoine et la péritonite tuberculeuse à forme aiguë et typhoïde, qu'elles succèdent à une phthisie pulmonaire chronique, ou qu'elles apparaissent

(1) Loc. cit., p. 106.
(2) Des phlegmons de la paroi antérieure de l'abdomen (Arch. gén. de méd. Juin, 1850.

comme phénomènes prédominants dans le cours d'une tuberculose aiguë généralisée, peuvent être confondues avec la fièvre typhoïde, l'entérite.

1° L'invasion de la dothiénentérie et de la phthisie granuleuse généralisée est à peu près la même; mais, au bout du premier septénaire, la première maladie s'est ordinairement bien accusée par les symptômes abdominaux, la prostration des forces, la diarrhée, le météorisme, le gargouillement, la tuméfaction de la rate et enfin l'apparition de taches rosées lenticulaires (Empis). Dans la seconde affection, l'état général du début peut persister pendant plus d'une semaine sans donner lieu à des symptômes caractéristiques. L'apparition des taches rosées, lorsqu'elles se produisent, se fait plus tardivement que dans la fièvre typhoïde; ordinairement il n'y a pas de diarrhée au début, et lorsqu'elle existe, elle alterne souvent avec la constipation; les douleurs abdominales ne sont pas localisées dans la fosse iliaque droite; elles sont plus généralisées et ont leur siége d'élection autour de l'ombilic, dans les flancs, quelquefois dans les hypochondres. — La température ne présente pas le cycle thermométrique de la dothiénentérie avec ses stades d'oscillations ascendantes, fixes et descendantes. Cependant il arrive quelquefois que la température de la granulose aiguë est tellement semblable à celle de la fièvre typhoïde, qu'on se fonde sur ce caractère pour admettre l'existence de cette dernière affection, quand à l'autopsie on ne trouve qu'une éruption granuleuse généralisée. Nous avons assisté il y a quelques jours à l'autopsie d'un malade de M. Jaccoud. Le diagnostic fondé sur le tracé thermométrique avait été fièvre typhoïde, et à l'autopsie on ne trouva aucune des lésions de cette maladie, mais de très-fines granulations dans les deux poumons. L'éminent clinicien disait à ce propos qu'il avait déjà vu plusieurs cas semblables.

La prostration des forces est un phénomène plus précoce dans la fièvre typhoïde que dans la granulose.

Dans la deuxième affection, le météorisme dû à la paralysie inflammatoire des muscles intestinaux, n'est pas en rapport avec l'adynamie du sujet, comme dans la dothiénentérie où ce symptôme est ordinairement le résultat de l'asthénie générale (Empis).

De plus, dans la granulose, lorsque des complications se montrent du côté des centres nerveux, le ventre s'incurve et se rétracte.

Les accidents nerveux qui peuvent se montrer dans les deux maladies sont peu différents. Quelques auteurs ont seulement indiqué les caractères du délire qui serait le plus souvent nocturne (Colin), et l'hyperesthésie cutanée (Empis).

Les vomissements sont rares dans la dothiénentérie; lorsqu'ils apparaissent, c'est surtout à la période d'état, tandis que, dans la granulose, ils sont surtout un symptôme d'invasion. Dans cette dernière affection, on peut constater souvent les signes d'une pleurésie sèche ou avec épanchement unis à ceux d'une bronchite ou d'une congestion pulmonaire généralisée, tandis que, dans la première, ce sont les signes d'une bronchite catarrhale et d'une congestion hypostatique qu'on observe.

L'*entérite,* surtout celle qui se manifeste chez les tuberculeux, présente le plus souvent de la diarrhée. Les douleurs, qu'elle provoque sont plus sourdes, plus profondes, présentant leur maximum d'intensité sur le trajet du gros intestin, dans les deux fosses iliaques droite et gauche, d'après M. Hemey. Pour ce médecin, il est possible de distinguer la douleur intestinale de la douleur péritonéale par le procedé suivant : il suffit de déprimer lentement la paroi abdominale dans un point quelconque et de retirer brusquement la main. Dans le cas de péritonite, ce mouvement donne lieu à de la douleur qui ne se produit pas dans l'inflammation de la muqueuse de l'intestin.

II. — Parmi les affections qui peuvent être confondues avec la péritonite tuberculeuse à forme chronique, nous citerons :

1° La cirrhose;

2° Le carreau;

3° Le kyste de l'ovaire;

4° Les abcès de la fosse iliaque;

5° La tympanite;

6° Les diverses tumeurs abdominales (cancer, tumeurs leucémiques, développement anormal du foie, de la rate, etc.).

1° La *cirrhose* ne s'accompagne presque jamais de fièvre.

Nous ne disons pas « toujours » parce que les affections hépatiques, surtout la lithiase biliaire, produisent en effet quelquefois de légers accès fébriles intermittents (Monneret, Charcot; thèse de Magnin). Elle débute souvent par des troubles digestifs (inappétence, dégoût des aliments, nausées), et reconnaît le plus ordinairement pour causes, la syphilis, les fièvres paludéennes, l'alcoolisme, les maladies du cœur, la profession des fondeurs en cuivre (Lancereaux) (1). — La nutrition s'altère, l'amaigrissement survient dès le début de la maladie avant même qu'elle soit confirmée, tandis que, dans la péritonite chronique, tous ces symptômes généraux se montrent à la dernière période. — Le liquide abdominal se produit lentement, mais il augmente progressivement et ne disparaît pas ou ne diminue point avec rapidité, comme cela arrive pour le liquide de la péritonite chronique. Non retenu par des adhérences, il obéit à toutes les lois de la pesanteur et présente tous les caractères de l'épanchement purement hydropique.

La percussion de la région hépatique permet de constater une atrophie du foie; la percussion et l'auscultation des poumons donnent des signes négatifs. — La douleur abdominale est nulle dans la plupart des cas.

2° Dans le *carreau*, on sent le long de la colonne vertébrale des tumeurs dures, bosselées, ordinairement peu douloureuses à la pression, et qui sont produites par l'engorgement tuberculeux des ganglions mésentériques et lombaires; on peut observer des phénomènes de compression dus par exemple au siége de ces tumeurs ganglionnaires près de la veine cave abdominale. Cette tuberculisation mésentérique est quelquefois compatible chez certains enfants avec les apparences d'une excellente santé (Guersant, Rilliet et Barthez). D'autres fois, elle se traduit par l'amaigrissement, la diarrhée, le marasme, etc.

Nous n'insisterons pas davantage sur ce diagnostic; car nous savons que, chez les enfants surtout, la phthisie péritonéale peut succéder à la phthisie mésentérique.

3° Le *kyste de l'ovaire* n'est accompagné que vers la fin, de troubles de nutrition, lorsque l'influence comprimante se fait

(1) Lancereaux. Art. Alcoolisme du dict. encyclopédique.

sentir sur les organes abdominaux et thoraciques. Pas de fièvre, pas de douleurs, lent développement de la tumeur sur un des côtés de l'abdomen, signes de l'enkystement *complet* du liquide, tels sont les caractères qui servent à distinguer un kyste de l'ovaire.

Lorsque des douleurs vives, superficielles surviennent, elles peuvent être dues à une péritonite qui se produit autour de la poche, ordinairement quand celle-ci a déjà acquis un développement assez considérable. Du reste, les signes de la percussion et de l'auscultation des poumons sont complétement négatifs.

4° Nous nous bornons à citer les autres affections qui peuvent être confondues avec la péritonite tuberculeuse. Il suffit simplement de les énoncer pour qu'un médecin exercé puisse éviter une erreur.

Nous continuons cette étude par le diagnostic des différentes péritonites entre elles.

III. *Diagnostic des diverses péritonites chroniques.*— 1° L'*alcoolisme chronique* et la *syphilis* peuvent déterminer, d'après le Dr Lancereaux, des lésions du côté de la séreuse abdominale, et donner lieu à tous les symptômes de la péritonite chronique (1).

Cet auteur cite quatre observations personnelles, plus deux observations du Dr Thomeuf et un cas rapporté par Bright (2), où l'alcoolisme avait déterminé les lésions d'une péritonite pseudo-membraneuse. L'abdomen renferme aussi du liquide rarement libre dans la cavité, le plus souvent contenu dans plusieurs poches cellulo-membraneuses de nouvelle formation. Ce liquide est séreux, transparent, rarement sanguinolent, quelquefois jaunâtre, se précipitant très-facilement par l'acide nitrique et la chaleur. Cette *péritonite alcoolique* se traduit, d'après cet auteur, par les symptômes suivants qui coexistent

(1) E. Lancereaux. Article Alcoolisme du Dictionnaire encyclopédique des sciences médicales, p. 636.

Traité historique et pratique de la syphilis. Paris, 1866, p. 321.

(2) Recherches sur le diagnostic des adhérences péritonéales. In Gaz. méd. 1838.

avec des troubles cérébraux et ne peuvent ainsi laisser aucun doute sur l'existence de l'intoxication alcoolique : « Douleur généralement sourde, disséminée sur différents points de l'abdomen, accusée par la percussion, tout au moins dans la première période du mal, augmentation de volume, inégalité de l'abdomen, sans dilatation des veines sous-cutanées, sensation de flux, déplacement incomplet du liquide épanché, absence de déplacement des anses intestinales à la palpation, parfois diarrhée concomitante, dyspepsie et souvent cachexie... »

Ce sont donc les symptômes de la péritonite tuberculeuse qui viennent d'être énumérés. Le diagnostic ne pourra s'établir sûrement que par les anamnestiques, la connaissance des antécédents héréditaires, pathologiques et hygiéniques. L'absence de lésions pulmonaires de nature tuberculeuse pourra mettre sur la voie. Mais une nouvelle difficulté peut encore surgir ; car il est maintenant reconnu, par beaucoup d'auteurs, que l'alcoolisme est loin d'avoir cette influence si salutaire sur l'évolution du processus tuberculeux, comme l'avait avancé Magnus Huss, mais qu'au contraire, il favorise le développement ou accélère la marche de la tuberculose, surtout sous la forme granuleuse. Les granulations que M. Lancereaux dit avoir trouvées sur le péritoine des alcooliques, et qui « sont très-analogues aux granulations tuberculeuses de la phthisie aiguë, » doivent donc être rapportées à cette dernière maladie, surtout dans les cas où on peut retrouver de semblables productions dans les poumons.

2° D'après le même auteur, les lésions syphilitiques du péritoine affectent deux formes : dans l'une, dont les exemples très-rares peuvent être encore sérieusement contestés, la péritonite est due à la présence dans la séreuse abdominale de gommes syphilitiques (*péritonite gommeuse*); dans l'autre, la péritonite est *membraneuse adhésive*, elle est caractérisée anatomiquement par l'existence de fausses membranes, d'adhérences rarement générales, le plus souvent partielles, entre les intestins, et surtout par l'épaississement des capsules d'enveloppe du foie et de la rate.

Mais, dans ces cas, l'erreur est difficile, surtout si le malade a eu des accidents syphilitiques bien accusés. Il ne faut jamais perdre de vue aussi, comme le dit si bien le savant médecin auquel nous empruntons ces détails, que dans la *péritonite syphilitique*, le foie et la rate sont ordinairement augmentés de volume ; que dans la *péritonite tuberculeuse*, l'appareil pulmonaire offre des altérations caractéristiques, et que dans la *péritonite alcoolique*, on observe le plus souvent des pituites stomacales, du tremblement des mains et de l'anesthésie aux extrémités des membres.

3° Nous avons vu, à l'anatomie pathologique, que la *péritonite cancéreuse*, par l'aspect de quelques-unes de ses productions miliaires, peut susciter des embarras sérieux au point de vue même du diagnostic de la lésion. La difficulté existe aussi pour le diagnostic de la maladie. Cependant, il existe certains caractères qui permettent de distinguer une péritonite cancéreuse d'une péritonite tuberculeuse. La première est souvent consécutive à l'apparition de tumeurs carcinomateuses qui se sont primitivement développées dans d'autres organes, et qui ont rarement, comme pour la diathèse tuberculeuse, leur lieu d'élection dans l'appareil pulmonaire. Elle ne se montre pas aux mêmes époques de la vie, est rarement accompagnée de sueurs nocturnes. De plus, la fièvre est l'exception dans la péritonite cancéreuse. On observe plus souvent que dans la tuberculose l'engorgement des ganglions et leur envahissement par le cancer (Chomel, Gueneau de Mussy).

Lorsque les tumeurs péritonéales sont volumineuses, on peut sentir souvent, après la diminution ou la disparition de l'épanchement abdominal, des tumeurs mamelonnées, irrégulières. Les douleurs sont plus vives que dans la péritonite tuberculeuse, et elle prennent plus particulièrement le caractère lancinant. Si l'on fait une ponction abdominale, on retire le plus ordinairement un liquide rousseâtre et sanguinolent. Ajoutons encore cette coloration jaune-paille de la peau si caractéristique qui n'existe pas toujours, mais qui peut devenir, à l'occasion, un élément assez important de diagnostic.

4° Souvent, chez les tuberculeux, il survient, surtout à la période ultime de la maladie, une péritonite subaiguë, se manifestant par des douleurs abdominales, l'épanchement de liquide dans la cavité péritonéale, la fièvre, les vomissements, etc. On fait le diagnostic *péritonite tuberculeuse*, et, à l'autopsie, on ne trouve que les lésions de l'inflammation du péritoine, sans qu'il soit possible de trouver aucune granulation ou aucune lésion tuberculeuse dans l'abdomen. M. Louis, dans son *Traité de la phthisie*, en cite quelques exemples; Valleix (*Bulletin thérap.*, 1846) cite, chez des tuberculeux, des cas de péritonites sans tubercules survenant sous l'influence de la maladie générale. Aran et d'autres auteurs après lui ont signalé le même fait (1).

Comment expliquer ces péritonites? Les inflammations péritonéales qui surviennent quelquefois à la dernière période de la phthisie sont-elles de pures coïncidences ou sont-elles sous la dépendance de la diathèse tuberculeuse qui produirait ici des granulations, là des phlegmasies adhésives? ou, enfin, doit-on mettre ces péritonites sur le compte de la profonde altération du sang, de la dyscrasie, qui, comme on le sait, peut déterminer, à l'approche de la mort, des inflammations dans divers organes? Nous inclinons beaucoup vers cette dernière interprétation, parce que ces péritonites n'apparaissent surtout qu'à la dernière période de la maladie, et qu'elles se montrent principalement chez les individus profondément épuisés par la cachexie. *La péritonite non tuberculeuse qui survient chez les tuberculeux a donc un grand caractère de gravité.* Les symptômes se confondent naturellement avec ceux de la péritonite tuberculeuse, et le diagnostic entre ces deux affections est complétement impossible. Cette inflammation ultime du péritoine se distingue par les circonstances étiologiques qui président à sa formation et à son mode d'apparition des péritonites pouvant survenir chez les tuberculeux à la suite de perforations de l'intestin, de la rupture d'un abcès tuberculeux dans la cavité péritonéale, et de la propagation inflammatoire par l'intermédiaire des ganglions mésentériques tuberculeux.

M. Henri Huchard, interne des hôpitaux, a bien voulu nous communiquer une observation intéressante de péritonite chro-

(1) Thèse Clément.

nique survenue dans les derniers jours chez une tuberculeuse. A l'autopsie à laquelle nous avons assisté, on n'a pu découvrir, en aucun point de la cavité abdominale, de granulations miliaires ou de tubercules.

5° Quant aux péritonites chroniques qui succèdent aux péritonites aiguës, par exemple, après un accouchement laborieux, après des traumatismes de l'abdomen, etc., quant aux péritonites chroniques qui surviennent d'emblée en dehors des causes déjà citées, dans la maladie de Bright, après une dysentérie, après l'inflammation d'un des viscères de l'abdomen, etc., on comprend que leur diagnostic se fonde uniquement sur les commémoratifs et aussi sur l'absence de lésions tuberculeuses dans certains organes, tels que le poumon.

TROISIÈME PARTIE

OBSERVATIONS.

Nous divisons les observations que nous relatons en quatre séries considérées au point de vue des formes que peut prendre la maladie : 1° forme aiguë, typhoïde; 2° forme subaiguë; 3° forme chronique insidieuse; 4° forme latente. Nous y ajoutons une observation de péritonite chronique sans tubercules survenue chez un tuberculeux.

PREMIÈRE SERIE

Forme typhoïde.

Observation I (1).

Granulie à forme typhoïde et abdominale. — Tuberculose du péritoine de la rate et des poumons.

Une femme, âgée d'une trentaine d'années, était entrée dans mon service en 1863, salle Notre-Dame, n° 56, pour une maladie qui fut regardée pendant un mois comme une fièvre typhoïde grave, et traitée comme telle. Après quelques améliorations passagères, l'état de sa santé s'aggravait de plus en plus; elle était d'une maigreur extrême, et son aspect rappelait celui des personnes frappées de phthisie aiguë; elle conservait toujours un mal de tête vague, sans aucun trouble des sens; les forces étaient tellement diminuées, qu'à peine elle pouvait se tenir assise sur son lit sans être soutenue; elle avait un profond dégoût pour toute espèce d'aliments, et elle avait une diarrhée incoërcible.

Le ventre était notablement ballonné; il donnait à la percussion un son très-clair sur les parties superficielles, et de la matité d'autant plus complète que l'on percutait des parties plus déclives; la fluctuation ne pouvait laisser de doute sur l'existence d'une certaine quantité de liquide épanché dans le péritoine.

Les parois du ventre étaient très-amincies, et par la palpation, on constatait à travers elles cinq ou six petites saillies de la grosseur de grains de chènevis, que je pensai être de petits tubercules développés à la surface du péritoine. Tout le ventre était extrêmement sensible à la moindre pression, et l'on

(1) Observation tirée du livre de M. Empis sur la Granulie, p. 210.

ne pouvait pas tracer, sur la peau de ses parois, les lignes destinées à produire la tache cérébrale hyperémique, qui se dessinait d'ailleurs avec intensité, sans lui causer une extrême douleur, qu'elle témoignait en poussant des gémissements, accompagnés de cette horrible grimace sur laquelle j'ai déjà tant insisté.

La fièvre était vive; la peau était couverte d'un grand nombre de sudamina ; on n'avait constaté, à aucun moment de la maladie, de taches rosée lenticulaires.

La malade toussait peu, et elle ne crachait pas; la conformation du thorax ne présentait rien de notable, à l'exception de l'extrême maigreur de ses parois; la poitrine était partout très-sonore à la percussion, et l'auscultation ne faisait découvrir absolument aucun signe de lésions des organes de la respiration.

Il n'y avait, du reste, aucun trouble de l'intelligence; il n'y avait non plus ni contracture, ni paralysie; on constatait seulement de l'hyperesthésie cutanée développée, à son maximum, sur la peau du ventre, et jusque dans sa profondeur.

En présence de tous ces symptômes, l'idée d'une fièvre typhoïde ne pouvait être conservée ; et nous demeurâmes convaincu que la malade avait eu primitivement une granulie, à forme typhoïde et abdominale, à laquelle avait succédé une tuberculisation rapide des produits fibro-plastiques, qui menait, à grand train, la malade au tombeau.

L'autopsie ne tarda pas à confirmer la justesse de nos prévisions.

La cavité péritonéale contenait environ 3 litres de *sérosité purulente*, et tout le péritoine était revêtu d'une très-grande quantité de petites granulations converties en tubercules; les uns encore miliaires, et offrant sous le doigt une assez grande résistance; d'autres plus gros et déjà caséeux ; enfin les ganglions mésentériques étaient le siége de tubercules caséeux, dont quelques-uns avaient acquis le volume d'une aveline, et formaient dans chaque ganglion une masse blanchâtre assez régulièrement arrondie qui s'énucléait, tout d'une pièce, sans effort, sitôt après la section de l'enveloppe ganglionnaire. Des plaques tuberculeuses se rencontraient, en grand nombre, sur le gros intestin, au-dessous du péritoine, et s'étendaient, après s'être emparées de toutes les tuniques de l'intestin, jusqu'à sa membrane muqueuse, qui était elle-même très-ulcérée, dans les points correspondants. La rate, tant à sa surface que dans son intérieur, présentait aussi un grand nombre de granulations converties en tubercules.

Du côté du thorax, on rencontrait un grand nombre d'adhérences celluleuses, entre les deux plèvres; et, dans le lobe inférieur des deux poumons, un assez grand nombre de granulations; les unes étaient encore fibro-plastiques, demi-transparentes et non tuberculisées ; les autres étaient déjà opaques et converties en tubercules miliaires.

Un fait assez remarquable et exceptionnel, c'est qu'il n'y avait, pour ainsi dire, aucune granulation dans les lobes supérieurs, et aucun tubercule dans les sommets des poumons. Quelques ganglions bronchiques étaient tuberculisés ; aucun d'eux n'était granuleux. L'anachnoïde était épaissie et laiteuse, le tissu cellulaire de la pie-mère était infiltré de sérosité ; mais on n'y découvrait aucune granulation, ni aucun tubercule ; les ventricules contenaient une assez grande quantité de sérosité ; leurs parois ne paraissaient pas altérées ; leur consistance m'a paru normale.

Observation II (personnelle).

Cavernules des poumons. — Granulations de la plève et du péritoine à l'état confluent. — Phthisie rapide. — Forme typhoïde au début.

Leroux (Célina), 28 ans, née à Paris, femme de ménage, entrée à la Pitié, service de M. Peter, salle Saint-Charles, le 3 avril 1869. Morte le 2 mai.

Cette femme n'est malade que depuis peu de jours ; auparavant elle a toujours été très-bien portante.

Le malaise qu'elle éprouve consiste dans de la courbature, de la fièvre, du mal de tête, de l'inappétence, beaucoup de soif. La langue est normale. La figure exprime un peu l'hébétude, les réponses sont nettes. Elle n'a pas eu d'épistaxis, le ventre est souple, peu sensible, pas de gargouillements, selles régulières, un peu de constipation. Rien d'anormal à l'auscultation de la poitrine et du cœur.

Malgré bien des symptômes négatifs, on pensa à une fièvre continue; quelques jours après, la malade commence à tousser. L'expectoration est muqueuse, puis jaune opaque ; on entend des râles crépitants fins disséminés partout, la respiration est un peu rude et soufflante aux sommets, surtout à droite et en avant. Dans les derniers quinze jours l'amaigrissement est très-rapide, le ventre devient ballonné, mais très-peu douloureux, la malade a un peu de diarrhée, la langue devient de plus en plus sèche, la fièvre peu vive cependant ; le thermomètre dans l'aisselle monte rarement au-dessus de 38° ; le pouls est toujours entre 80 et 100 pulsations. La respiration est accélérée et pénible. Le 27 avril, en auscultant, on perçoit déjà des râles cavernuleux au sommet gauche, l'expectoration est visqueuse et opaque depuis quelques jours. Selles diarrhéiques très-fréquentes. La malade mange à peine. Morte le 2 mai.

Autopsie le 4 mai. — Les cavités pleurales sont libres, la plèvre viscérale est comme poussiéreuse, recouverte par places de néo-membranes vascularisées, peu adhérentes; si on les enlève on voit, au-dessous, des petits points gris jaunâtres, disséminés. Les deux poumons sont farcis de granulations tuberculeuses; dans le lobe supérieur droit, on trouve plusieurs cavernules à surface interne, lisse, unie, et remplie par une matière muco-purulente. Dans le poumon gauche, à son lobe supérieur et moyen, on voit une véritable caverne de la grosseur d'un œuf de pigeon, à paroi dure et anfractueuse. Cette caverne contient un liquide de couleur chocolat et très-fétide.

Le cœur ne présente rien de particulier, le foie est de volume normal et à la coupe il représente la coloration et l'aspect de ce qu'on est convenu d'appeler le *foie muscade.*

Rien aux reins. La rate est un peu diffluente.

Dans le péritoine, on trouve un peu de sérosité citrine dans le petit bassin; les épiploons semblent rétractés et comme mamelonnés; les anses intestinales sont libres; la séreuse péritonéale aussi bien à la surface des viscères que du côté de la paroi abdominale est parsemée d'une innombrable quantité de petites nodosités disséminées ou agglomérées, les unes faisant saillie à la surface, les autres se voyant à peine à travers des néo-membranes plus ou moins épaisses et adhérentes. Le grand épiploon est littéralement farci de tubercules, ses mailles sont en outre en plus grande partie remplies par du tissu adipeux dense et un peu rougeâtre.

On ne voit nulle part la séreuse à l'état normal. Le mésentère contient aussi de ces granulations et beaucoup de ganglions lymphatiques sont augmentés de volume. Le cerveau ne fut pas examiné.

DEUXIÈME SERIE

Forme subaigue.

Observation III

Due à l'obligeance de M. Henri Huchard, interne des hôpitaux.

Tuberculose pulmonaire chronique. — Dix jours avant la mort, péritonite tuberculeuse (forme subaigue). — A l'autopsie, cavernes, tubercules, granulations des poumons. — Ulcérations tuberculeuses de l'intestin. — Granulations du péritoine viscéral, du mésentère. — Adhérences entre quelques anses intestinales. — Epaississement et hypertrophie des tuniques de l'intestin.

La nommée Marie P..., âgée de 26 ans, exerçant la profession de couturière, entre, le 19 août 1871, salle Sainte-Geneviève (hôpital Lariboisière, service de M. le Dr Desnos).

Elle est malade et tousse depuis un an, à la suite de son second accouchement. Elle dit avoir fréquemment éprouvé des douleurs dans le côté droit de la poitrine, elle a eu de temps en temps des hémoptysies, quelques épistaxis depuis plusieurs mois. Les menstrues, ordinairement régulières, se sont arrêtées depuis le début de la maladie. Souvent elle a de la fièvre le soir, des alternatives de constipation et de diarrhée, des sueurs pendant la nuit, et depuis un an elle a remarqué qu'elle a beaucoup maigri.

Les antécédents pathologiques et héréditaires sont complétement négatifs: elle n'a jamais fait de maladie, n'a jamais eu d'accident de scrofule pendant son enfance, et personne dans sa famille n'est mort de maladie de poitrine. Elle se nourrit habituellement bien, habite une chambre bien aérée, mais elle a subi pendant le siége de Paris de nombreuses privations.

A son entrée à l'hôpital, on la trouve dans l'état suivant : l'amaigrissement est très-accusé, les creux sus et sous-claviculaires profonds ; la respiration est dyspnéique, précipitée; les battements du cœur fréquents, avec souffle du premier bruit à la base se prolongeant dans les vaisseaux du cou.

La percussion et l'auscultation des poumons donnent les résultats suivants : A droite dans la fosse sus-épineuse, la percussion est douloureuse et donne lieu à un son mat. Dans la région sous-claviculaire, le son est un peu obscur et d'une tonalité basse. A gauche, dans la fosse sus-épineuse, percussion normale; dans la région sous-claviculaire, elle produit un son à tonalité très-élevée.

A l'auscultation, on constate au sommet droit et en arrière une expiration prolongée, rude et soufflante et l'existence de râles crépitants fins aux deux temps. En avant, gargouillements nombreux. A gauche, en arrière, respiration soufflante et gargouillements ; en avant, souffle caverneux très-accusé à timbre métallique.

A l'auscultation des parties moyenne et inférieure des deux poumons, on entend des râles sous-crépitants et sonores peu nombreux et disséminés.

Du 19 au 27 août, l'état de la malade s'aggrave; la respiration est devenue de plus en plus difficile, les sueurs très-abondantes la nuit, l'appétit médiocre. Tous les soirs, elle a de la fièvre, le pouls est fréquent, battant de 100 à 110 par minute. La température vaginale est, le soir, de 39 à 39,5; le matin, de 37,4 à 37,8. Pas de vomissements. Elle rend par jour trois ou quatre selles diarrhéiques.

Depuis le 23 août, elle s'aperçoit que son ventre a augmenté de volume sans produire de douleurs bien vives. On les détermine cependant par la pression profonde dans les deux fosses iliaques, dans l'hypochondre droit vers un point rapproché de la ligne médiane. L'hypochondre gauche est complétement indolent. Ces douleurs ne se montrent que très-rarement d'une manière spontanée, mais elles se produisent par les efforts de toux et de vomissements qu'elle a depuis quelques jours, et aussi par l'ingestion des aliments. On perçoit par la percussion abdominale la sensation de flot ; le son est franchement tympanique dans les régions épigastrique, périombilicale de l'abdomen, obscur dans les flancs et surtout dans le flanc droit, complétement mat à l'hypogastre. On remarque que le son de percussion ne change pas notablement lorsque l'on fait mettre la malade sur le côté gauche et que l'on percute la fosse iliaque droite. Cette région est du reste le siége d'une rénitence et d'un empâtement mal limité.

A l'auscultation des poumons, on perçoit à peu près les mêmes signes qu'à son entrée. On constate un souffle franchement caverneux et des gargouillements à gauche possédant un timbre franchement métallique.

Les urines examinées ne présentent pas d'albumine. Cette malade s'affaiblit de jour en jour, la toux est incessante, l'expectoration muco-purulente, abondante, il existe un léger œdème péri-malléolaire, les douleurs abdominales sourdes sont à peine éveillées par la pression, le liquide abdominal a augmenté de quantité. Elle meurt le 3 septembre 1871.

Autopsie le 5 septembre. Les poumons présentent aux deux sommets de larges cavernes communiquant avec d'autres petits cavernules, à parois épaisses, entourées d'un tissu dense, induré, présentant un grand nombre de granulations tuberculeuses. Il existe également une assez grande quantité de granulations dans les autres parties des poumons, et des masses caséeuses grosses comme des pois ou des noisettes. A la coupe du parenchyme, on constate une congestion pulmonaire accusée surtout aux deux bases. Les cavités pleurales renferment une petite quantité de liquide, et des adhérences assez résistantes unissent les deux sommets à la plèvre costale. Le péricarde renferme environ 60 grammes de liquide. L'endocarde est sain. Le tissu charnu du cœur est ramolli, de coloration d'un jaune clair.

Cavité abdominale. Le *foie* est augmenté de volume et graisseux. La capsule de Glisson est épaissie.

La *rate* ne présente aucune altération; il en est de même de sa membrane d'enveloppe.

Dans la *cavité péritonéale*, il existe environ 1,500 grammes d'un liquide séro-purulent, caillebotté, siégeant surtout dans le petit bassin. L'utérus et ses annexes sont complétement sains L'épiploon est un peu revenu sur lui-même, mais ne présente pas de granulations dans son épaisseur. Le péritoine viscéral est injecté par places, dans d'autres il est dépoli, glutineux; on voit sur la surface intestinale quelques granulations marquées surtout dans la fin de l'iléon vers le cæcum où se surtout des adhérences qui unissent assez intimement l'intestin grêle au cæcum et au côlon ascendant. Dans ces points se voient des groupes confluents de fines granulations qui la plupart correspondent, sur la face muqueuse immédiatement opposée, à des ulcérations tuberculeuses. La paroi intestinale incisée permet de constater un épaississement très-marqué de toutes les tuniques et surtout des tuniques celluleuse et musculeuse. La muqueuse intestinale, dans une partie de son étendue, est épaissie et rouge. Le mésentère est injecté, et présente de nombreuses granulations disposées suivant le trajet des vaisseaux, et une hypertrophie de ses ganglions.

Les centres nerveux n'ont pas été examinés.

Observation IV (personnelle).

Granulations tuberculeuses des plèvres et du péritoine. — Pleurésie droite. — Thoracentèse.— Symptômes de péritonite tuberculeuse disparaissant rapidement — Forme subaiguë.

Le nommé Julien B..., garçon de café, âgé de 32 ans, entre à l'hôpital de la Pitié, salle Saint-Paul.

Ce malade fut soigné par M. Lasègue, il y a deux ans, d'une pleurésie droite, et après cinq semaines de séjour à l'hôpital, il sortit guéri.

Sans qu'il eût éprouvé de frisson, de point de côté et de toux, il fut pris rapidement de dyspnée très-violente.

Entré à l'hôpital, il fut examiné par M. Peter, qui trouva un vaste épanchement à droite. Le côté gauche de la poitrine était sain. La ponction fut faite trois jours après; le liquide était citrin; après, le malade se trouva soulagé, mais le liquide se reforma et bientôt le malade se mit à tousser et à maigrir considérablement. Il perd l'appétit et s'affaiblit tous les jours. On fait une seconde fois la ponction. Le liquide retiré a la même composition que le premier. Le ventre devient douloureux après un frisson et augmente de volume. Le malade a des nausées et des vomissements bilieux, de la constipation. La percussion de l'abdomen donne lieu à une sonorité tympanique, en quelques jours la douleur du ventre disparaît à tel point que l'on pouvait presser aussi fortement que possible sans que le malade accusât la moindre douleur.

Il mourut dans le marasme le plus complet, après avoir eu pendant quelques jours de la diarrhée.

A l'*autopsie*, on trouva le poumon droit refoulé et bridé au sommet de la cage thoracique; le reste de la cavité thoracique était rempli de liquide citrin et flaconneux; les deux plèvres sont fortement épaissies et farcies de tubercules; le poumon droit est complétement atélectasique; le gauche et parfaitement normal. Cœur normal.

Dans l'abdomen, il est impossible de séparer les parois des viscères, il faut presque disséquer pour arriver à cette séparation. Tous les viscères ne font pour ainsi dire qu'un seul tout, refoulé en haut par le liquide un peu rougeâtre qui existe dans le petit bassin. On ne peut distinguer ce qui représente l'épiploon, l'intestin ou l'estomac. Partout des néo-membranes assez fortement organisées et complétement remplies de tubercules, les uns gris, mais la plus grande part jaunes caséeux; la muqueuse intestinale est très-hyperémiée, on ne peut pas dérouler les intestins pour les examiner complétement. Le foie offre une couleur jaune-paille; les reins sont graisseux.

A cause des fortes adhérences péritonéales on n'a pas pu examiner les viscères abdominaux comme on l'aurait désiré.

TROISIÈME SÉRIE

Formes chronique, insidieuse.

Observation V (personnelle).

Tuberculisation généralisée avec prédominance abdominale, infiltration du poumon, de toute la séreuse péritonéale, du foie et du rein droit. — Forme chronique.

Le nommé Dassa (Joseph), domestique, entre à l'hospice de la Charité, dans le service de M. Bouillaud, le 16 juin 1871. C'est un jeune homme de 22 ans, né dans la partie sud d'Afrique, venu en Europe en 1867. Très-bien portant à son arrivée à Paris, il a servi presque tout le temps comme domestique. A son départ d'Abyssinie il a laissé toute sa famille en bonne santé, mais il y a longtemps qu'il n'en a pas reçu de nouvelles. Lui-même, jusqu'à mois de décembre, était bien portant; mais pendant le siège de Paris il a beaucoup souffert de privations de tous genres, ce qui lui occasionna une diarrhée persistante accompagnée de légères coliques et de vomissements; il vit en même temps son ventre augmenter de volume. Tel fut le début de sa maladie. Malgré les soins qu'il a reçus, elle persista, le ventre grossit de plus en plus, et voyant que son état s'aggravait, cet homme dut solliciter son entrée à l'hopital.

Le jour même de son arrivée, on constate que son ventre est plus saillant, élargi dans son diamètre transversal, un peu douloureux à la pression; la percussion révèle dans toute la région hypogastrique une légère matité et au-dessus de l'ombilic, dans une étendue de 7 centimètres, une matité absolue, la pression est aussi plus douloureuse dans cette région. Cette matité ne se déplace pas lorsqu'on fait coucher le malade alternativement sur un côté et sur l'autre ; la palpation ne révèle pas franchement la sensation de fluctuation. En déprimant fortement la paroi abdominale, on ne peut pas constater la présence d'une tumeur quelconque. Le malade se plaint beaucoup de sa diarrhée qui l'incommode et de légères coliques ; la peau est sèche, la température légèrement élevée, le pouls depressible, à 100 pulsations par minute; les narines un peu fuligineuses, la langue humide et blanche ; la soif est intense, pas de nausées ni de vomissements ; les selles se renouvellent 5 à 8 fois dans les 24 heures ; le foie présente une légère augmentation de volume; les urines ne contiennent pas d'albumine ; aucun désordre fonctionnel du côté du système nerveux; le malade tousse très-peu, l'expectoration est presque nulle.

L'examen du thorax révèle à droite et en arrière une diminution notable des vibrations thoraciques; une matité absolue qui remonte jusqu'au niveau de l'épine de l'omoplate, une disparition presque complète du murmure vésiculaire au niveau de la matité, un souffle doux et éloigné au sommet et en arrière; en avant, on trouve une légère submatité, de l'expiration prolongée et des craquements secs.

Le 2 juillet. L'état général s'est aggravé; l'amaigrissement est plus considérable, le malade a un dégoût très-prononcé pour les aliments; le pouls est toujours fréquent, mou et dépressible; le ventre qui a acquis un volume plus considérable, présente à la palpation et à la pression une rénitence plus marquée; la percussion révèle la présence d'une légère quantité de liquide dans la cavité péritonéale

Le 15. Les symptômes abdominaux ont encore augmenté d'intensité.

Le foie ne déborde pas les fausses côtes; la diarrhée persiste mais moins abondante, le ventre n'est douloureux que dans la région ombilicale sous l'influence des contractions musculaires et de la pression; des efforts qui provoquent les contractions des muscles abdominaux, le malade n'accuse dans cette région qu'une sensation de gène qui lui semble produite par *une sorte de boule* qui adhérerait à la paroi abdominale.

Le 22. L'épanchement ascitique paraît avoir augmenté de quantité. La fièvre n'est plus intense, (100 pulsations.)

La percussion du thorax en arrière et à droite indique la présence d'un épanchement pleurétique qui monte jusqu'au niveau de la fosse sous-épineuse; à l'auscultation, on constate des craquements secs et humides au sommet du poumon droit, des râles muqueux à grosses bulles et du souffle tubaire très-prononcée.

Le 26 Les systômes généraux sont plus intenses, le pouls, à 120, est mou, dépressible, la respiration plus fréquente, l'amaigrissement fait tous les jours des progrès, la toux est presque insignifiante, sans expectoration.

1er août. La diarrhée devient très-intense les selles se répètent plus de 30 fois dans les 24 heures, le pouls bat 85 fois par minute.

Le 6. La diarrhée est moins abondante, le ventre est un peu diminué de volume; l'état général est le même. L'examen de la poitrine nous fait constater à droite du frottement pleurétique, du souffle et de l'égophonie.

A la région précordiale, on trouve une matité plus étendue, on perçoit distinctement les bruits du cœur, mais ils sont profonds et éloignés.

Le ventre, quoique moins volumineux; est dur, saillant, peu douloureux à la pression; on y observe cette *dureté*, cette *tension*, cette *rénitence* qui sont si caractéristiques de la péritonite chronique.

Au-dessus de l'ombilic on sent comme une tumeur immobile constituée probablement par des *anses intestinales recouvertes de fausses membranes adhérant intimement entre elles et formant une espèce de plancher ou de plan solide* (Grisolle). Dans l'hypochondre droit, on sent au toucher sur quelques points, du froissement ou le bruit du frottement péritonéal; le foie est toujours refoulé en haut, la matité qui était si intense dans la region hypogastrique commence a être remplacée par une sonorité tympanique.

Le 12. Le malade n'a plus qu'une ou deux selles par jour, l'épanchement pleurétique est devenu moins abondant, la respiration s'entend dans toute l'étendue de la poitrine; elle est accompagnée de souffle tubaire, de râles caverneux et de râles humides vers le sommet droit, et de frottement pleurétique vers la base et la paroi externe du côté droit du thorax; le ventre est rénitent et tympanique dans toute son étendue; la douleur est presque nulle. A ce moment, d'après l'examen clinique on peut affirmer que l'épanchement s'est résorbé partout.

Le pouls est à 90 ; l'inappétence est complète; la peau toujours sèche. l'amaigrissement extrême, les pieds œdématiés jusqu'aux malléoles.

Le 15. Diarrhée continuelle pendant la nuit seulement.

Le 17. La diarrhée a disparu; pouls à 66. Le malade se trouve mieux.

A l'auscultation, on trouve une respiration rude et du frottement pleurétique très-marqué en arrière et à droite. — Le ventre toujours ballonné n'offre aucun signe appréciable d'épanchement. Sauf au niveau de la fosse iliaque droite où l'on trouve une légère matité, le son est tympanique dans toute l'étendue de l'abdomen.

Le 20. Le malade est toujours dans le même état. Pouls à 72; deux selles dans les vingt-quatre heures.

Le 25. Même situation.

Le 28. Il commence à se plaindre de ne plus pouvoir aller à la selle.

Le 30. La constipation persiste.

Le 3 septembre, à deux heures du matin, le malade est pris de vomissements abondants qui déterminent un épuisement tel que la terminaison fatale survient à dix heures du matin.

Autopsie le 5, à neuf heures et demie du matin, vingt-quatre heures après la mort.

Cavité abdominale. La séreuse péritonéale est adhérente aux parois du ventre et aux intestins, les viscères sont unis entre eux au moyen de pseudomembranes qui forment une seule masse.

En enlevant les muscles droits antérieurs, on aperçoit des tubercules uniformément disséminés dans toute l'étendue du péritoine pariétal. Les intestins eux-mêmes sont réunis entre eux par des fausses membranes, dans lesquelles s'étaient aussi développés des tubercules; le grand épiploon adhère aux intestins et au péritoine pariétal présentait une multitude innombrable de tubercules. Des fausses membranes pleines de tubercules revêtaient le foie, la rate, le cul-de-sac recto-vésical.

Le mésentère, les ganglions lombaires, contenaient aussi des tubercules.

La membrane muqueuse de l'estomac et de la totalité de l'intestin grêle était légèrement injectée, mais ne présentait nulle part d'ulcération.

Les ganglions inguinaux sont également tuméfiés.

La substance du foie contient aussi, mais en très-petit nombre, des granulations miliaires; le rein gauche renferme un seul tubercule implanté dans la substance corticale.

Entre les fausses membranes et les intestins, on trouve une petite quantité de liquide séreux, offrant la coloration citrine.

Tous les tubercules décrits plus haut sont à la période de dégénerescence caséeuse, et offrent, excepté ceux du foie, qui sont très-petits, un volume variant entre celui d'une lentille et d'un très-petit pois.

Cavité thoracique. Des adhérences pleurales sont plus marquées à droite. Les sommets sont libres et contiennent des tubercules ramollis en plus grande abondance que dans le reste du poumon; le lobe supérieur droit contient quelques excavations. La base du poumon est œdématiée, les bronches sont dilatées; on trouve de la sclérose partielle sur divers points du poumon, quelques ganglions bronchiques sont tuberculisés.

Léger épanchement séreux à la partie postérieure droite et vers la base.

Les plèvres ne contiennent pas la moindre trace de tubercules.

Le péricarde adhère au cœur au moyen d'une couche d'exsudat séro-fibrineux, déposée sur presque toute la périphérie du cœur. Dans l'intérieur du cœur, rien d'anormal.

Cavité crânienne. Cerveau sain; on ne trouve qu'une petite quantité de liquide séreux dans les ventricules.

Observation VI.

(Observation résumée par M. Louis (1).

Péritonite tuberculeuse à forme insidieuse.

Au début et simultanément, toux sèche, excès de volume du ventre, qui reste indolent; selles liquides, perte de l'appétit et des forces, cessation de travail.

Après quinze jours, pendant lesquels les mêmes symptômes continuent, le malade garde la chambre et quelquefois le lit; après un peu moins d'un mois de souffrance, il est conduit en voiture à l'hôpital Beaujon, où on lui pratique quelques émissions sanguines les premiers jours, sans changement appréciable. Examiné avec soin le 8 juin, un mois après le début des premiers accidents, son ventre est volumineux et donne une fluctuation manifeste; la toux est rare, l'auscultation et la percussion de la poitrine n'offrent rien de remarquable, l'appétit et les forces sont très-diminués, le pouls est calme. Cet état continue en s'aggravant, la faiblesse et la diarrhée augmentent, en même temps que l'appétit devient meilleur. Bientôt l'existence des tubercules pulmonaires est reconnaissable à droite et à gauche, à l'aide de l'auscultation; un épanchement a lieu dans le côté droit de la poitrine, la diarrhée persiste; le malade s'éteint, en quelque sorte dans le calme, le 27 juin, moins de deux mois après le début des premiers accidents, sans avoir *éprouvé* de

(1) Louis. Recherches anatomiques, pathologiques et thérapeutiques sur la phthisie pulmonaire, p. 285, 2e édit., 1843.

douleur de ventre : et à l'autopsie du cadavre, on trouva de légers désordres du côté des poumons, des désordres considérables du côté du péritoine et de ses replis. Des tubercules ou des granulations demi-transparentes grisâtres, adhérentes à sa surface libre avec ou sans fausses membranes, etc.

Cette dernière circonstance mérite d'être remarquée : partout où il n'existe que des granulations grises demi-transparentes, il n'y a pas de fausses membranes, et là où celles-ci existent, on trouve des tubercules : ce qui indique, d'une part, que les tubercules se développent suivant les mêmes lois à la surface du péritoine et dans le parenchyme pulmonaire, qu'ils commencent par se produire sous forme de granulations grises demi-transparentes : d'autre part, que dans un certain nombre de cas, le développement des fausses membranes est postérieur à celui des granulations grises demi-transparentes, puisque, dans le cas actuel, il n'y avait pas de fausse membrane là où l'on ne trouvait que des granulations.

Un autre fait doit encore fixer l'attention ; je veux parler du calme du malade et, en quelque sorte, de la bénignité des symptômes qu'il éprouvait, malgré la marche rapide de l'affection, devenue mortelle en moins de deux mois ! Il n'y eut, en effet, à aucune époque de la maladie de douleur de ventre ; le mouvement fébrile ne fut jamais très-marqué ; la diarrhée, quoique d'assez longue durée, fut moins considérable que dans un grand nombre de cas où l'affection a une marche chronique ; et cependant, du côté de l'abdomen, que de fausses membranes, de tubercules, de graves transformations des replis du péritoine ! Dans la poitrine, que de tubercules à la face adhérente aux plèvres ! Le principal et le plus remarquable des symptômes fut la faiblesse ; car après quinze jours de maladie, pendant lesquels les accidents furent très-légers, le malade était déjà obligé de garder la chambre, souvent le lit ; et l'on est forcé, à raison de la gravité des lésions du péritoine et de leur début, qui se confond avec celui de la maladie, de les considérer comme la cause principale de cette faiblesse, et de leur attribuer aussi, en grande partie du moins, l'amaigrissement, par suite de la gêne qu'elles devaient apporter dans les fonctions digestives.

Cependant, et malgré le petit nombre de symptômes observés du côté de l'abdomen, le diagnostic de la péritonite ne fut pas longtemps incertain. D'une part, antérieurement à la toux et avant que le ventre prît un excès de volume, le malade se portait bien, n'avait éprouvé aucun symptôme qui pût faire croire à une maladie organique du foie ou d'aucun autre viscère de l'abdomen ; l'état de l'urine ne pouvait faire soupçonner une affection des reins, et les maladies du cœur, assez avancées pour produire un épanchement, amènent d'abord l'infiltration du tissu cellulaire. D'autre part, l'épanchement d'une certaine quantité de sérosité dans la cavité de l'abdomen est quelquefois un des premiers symptômes de la péritonite chronique ; les quelques craquements entendus au sommet des poumons, quelques jours après l'entrée du malade à l'hôpital, indiquaient l'existence de tubercules dans les poumons ; dès lors il n'y avait plus moyen de douter, et rien de ce qui arriva dans la suite ne put modifier le diagnostic.

OBSERVATION VII (personnelle).

Début par les signes d'une cirrhose. — Pleurésie droite, suivie d'une pleurésie gauche. — Forme insidieuse. — Granulations tuberculeuses, dans le péritoine, les fausses membranes, dans le poumon, les plèvres. — Forme insidieuse.

Fers, (Jean), 55 ans, chiffonnier, né à Paris, entré à l'hôpital de la Charité, service de M. Sée, le 25 mai, mort le 13 juillet 1871.

Cet homme est souffrant depuis environ deux mois, il n'a jamais été malade antérieurement malgré de fréquentes habitudes d'ivrognerie. A l'époque de son entrée à l'hôpital, cet homme est notablement amaigri, peu musclé et offre une coloration générale bistrée. — Ses forces ont considérablement diminué depuis deux mois, et il y a trois semaines à peu près, les douleurs abdominales vives occupant la région ombilicale, l'ont obligé à quitter ses travaux habituels. — Ne voyant aucune amélioration dans son état, il s'est décidé à entrer à l'hôpital, le 25 mai 1871.

Le jour même de son arrivée, il se plaint particulièrement d'une augmentation légère dans le volume de l'abdomen qui est encore un peu douloureux.

Le ventre est en effet plus saillant que d'habitude et élargi dans son diamètre transversal. La percussion révèle dans toute la région sous-ombilicale une matité dont la ligne supérieure décrit une courbe à concavité supérieure.

Cette matité est facilement déplacée lorsque l'on fait coucher le malade alternativement sur un côté ou sur l'autre.

La palpation révèle la sensation de fluctuation d'une façon non douteuse. En déprimant fortement les parois abdominales il est impossible de prévoir la présence d'une tumeur solide dans aucun point du ventre.

Le foie, mesuré verticalement suivant la ligne mammaire, a 18 centimètres, la rate a son volume normal.

En dehors de quelques vomissements pituiteux qui survenaient le matin, de la diminution notable de l'appétit, le malade n'accuse aucun autre trouble du côté des fonctions digestives.

Les urines sont colorées et ne laissent pas déposer par le refroidissement de dépôt sédimenteux.

L'appareil respiratoire ne présente rien d'anormal.

Le pouls est petit, peu fréquent, le cœur a son volume ordinaire et l'on entend les deux bruits normaux séparés par les deux silences.

Aucun désordre fonctionnel du côté du système nerveux ; les troubles physiques et fonctionnels que nous avons signalés du côté du système digestif ne s'accompagnent point de réaction fébrile la peau offre à la main sa température normale et au thermomètre on ne trouve dans l'aisselle que 37°,6. — Le diagnostic porté le jour même de l'entrée du malade fut : cirrhose avec un léger épanchement ascitique. — Dans les derniers jours de juin le malade se plaint d'une oppression assez vive, surtout lorsqu'il veut descendre dans la cour, et en l'examinant on lui trouve à droite tous les signes d'un épanchement de liquide dans la cavité pleurale.

A cette époque, les symptômes révélant la présence de liquide dans l'abdomen sont moins nets; le ventre est toujours augmenté de volume, mais il offre partout un léger degré de submatité et une résistance à peu près égale dans toutes les régions. La sensation de fluctuation est difficilement perçue, et il est impossible de déplacer le liquide comme au moment de son entrée.

Le 4. L'oppression est plus grande, le pouls est fréquent, la peau chaude, la langue sèche, le malade présente à un léger degré du subdélirium, surtout la nuit.

L'épanchement de liquide dans la plèvre droite a cependant manifestement diminué, mais on trouve à gauche les signes d'une pleurésie avec épanchement abondant, ayant amené le déplacement du cœur qui bat un peu à droite du sternum. En raison même de ce double épanchement, il est difficile de s'assurer du volume du foie et de la rate. Le ventre offre dans toute son étendue une submatité assez considérable, une résistance à la pression très-marquée. Toute trace de liquide a disparu.

Le malade succombe le 13 juillet 1871.

A l'autopsie, nous trouvons les traces d'une péritonite tuberculeuse.

L'intestin grêle est réuni en une masse unique par des adhérences assez résistantes que la pression avec la main peut vaincre en partie. Dans ces fausses membranes qui çà et là font de petites loges du volume du poing, renfermant un liquide citrin, on trouve des granulations tuberculeuses ainsi que dans la séreuse péritonéale et viscérale.

Le foie est petit et gras, sans offrir la moindre trace de cirrhose.

La rate est petite; la surface interne de l'estomac est légèrement mamelonnée; celle de l'intestin n'offre rien d'anormal, et les reins sont volumineux et notablement congestionnés.

Dans les deux cavités pleurales, on trouve du liquide transparent peu abondant à droite, en très-grande quantité à gauche; la surface des plèvres pariétale et viscérale est tapissée de granulations miliaires, transparentes, et dans le poumon lui-même on trouve ces mêmes granulations un peu plus abondantes au sommet, et paraissant remonter à une époque peu éloignée.

Rien à signaler dans les autres viscères.

Cette observation est un exemple de péritonite tuberculeuse prise pour une cirrhose. Cette erreur, difficile à éviter au début, n'a pu être commise dans les derniers temps, à cause de la diminution et même de la disparition du liquide qui, au contraire, aurait dû augmenter dans le cas d'une cirrhose. Du reste, à aucun moment de la maladie, nous n'avons eu chez cet homme des urines chargées, des matières colorantes et des urates comme dans la cirrhose, et jamais le volume de la rate n'a paru augmenté.

Observation VIII (personnelle).

Tubercules des poumons, des plèvres, du péricarde, du péritoine. — Pleurési droite. — Thoracentèse. — Péritonite tuberculeuse à forme insidieuse.

Le nommé Dormant (Bernard), âgé de 54 ans, journalier, né dans le département de la Loire, entré la Pitié, salle Saint-Paul, service de M. Lasègue, le 3 mars 1871. Mort le 14 avril.

Toujours d'une bonne santé et très-travailleur, le malade nous dit être souffrant depuis quinze jours. Il y a huit jours, il eut un frisson violent et un point de côté sous le mamelon droit. Les jours suivants, il lui survint un peu de fièvre, de la dyspnée et une toux sèche et fatigante. Ne pouvant plus continuer son travail, il vient réclamer des soins à l'hôpital.

5 mars. Le malade est pâle, un peu maigre, la langue un peu blanchâtre, très-peu d'appétit, selles régulièrse ; la peau est peu chaude et sèche, le pouls assez fréquent et plein, la respiration est difficile et saccadée ; le décubitus dorsal est celui que le malade préfère ; le point de côté a diminué d'intensité, sans avoir disparu complétement.

Percussion. — En arrière et à droite, matité jusqu'en haut ; en avant, matité jusqu'à un travers de doigt au-dessous de la clavicule ; à gauche, sonorité exagérée par comparaison.

A l'*auscultation*, en arrière et à droite, souffle tubaire tout le long de la colonne vertébrale, absence du murmure respiratoire dans le reste de la poitrine. La voix est chevrotante. En avant, près de la clavicule, respiratiou soufflante ; plus bas, absence de la respiration ; à gauche, la respiration est puérile. Le foie est fortement abaissé. Rien d'anormal du côté du cœur. Le malade respire péniblement, et après le repas il est souvent pris d'oppression subite. Les selles et les urines sont rares. Le ventre est souple et nullement douloureux.

On ordonne : ventouses et vésicatoire en arrière de la poitrine. En même temps, on prescrit des diurétiques jusqu'au 26 mars, sans obtenir d'amélioration ni de diminution dans la quantité du liquide épanché. Depuis longtemps, on avait proposé au malade la ponction, mais il s'y refusa formellement. Enfin, sa dyspnée augmentant, il consentit à se laisser ponctionner. On fit la ponction le 26 mars, et on retira près de 2 litres d'un liquide sanguinolent.

Aussitôt la ponction faite, la respiration devint plus facile, quoique le poumon fût lent à se dilater. Mais bientôt l'épanchement se reproduisit. A dater de ce moment, le diagnostic fut : *pleurésie tuberculeuse.*

Dans les premiers jours d'avril, le malade s'affaiblissait deplus en plus ; il n'avait aucun goût pour les aliments, et ne prenait autre chose que du bouillon et du vin.

14 avril. Il était excessivement amaigri ; son ventre était gros, élastique, donnant à la percussion un son tympanique au-dessus de l'ombilic, et absolument mat en bas. Depuis quelques jours, il est survenu une diar-

rhée très-abondante. L'anorexie était complète, l'affaiblissement extrême. Il mourut bientôt après une longue agonie.

Autopsie. — Lorsqu'on enlève la paroi antérieure du thorax, on trouve les organes dans l'état suivant : La cavité pleurale droite est remplie par une sérosité sanguinolente et traversée par des brides membraneuses, molles et vascularisées. Le poumon droit est comprimé contre la colonne vertébrale, sa surface est couverte de néo-membranes molles, vascularisées et comme réticulées ; elles sont toutes parsemées de granulations gris jaunâtre. Si on les enlève avec le scalpel, on trouve au-dessous la plèvre d'un blanc louche et soulevée par des nodules de la grosseur d'un grain de millet, dont la plus grande partie est transparente, parmi d'autres qui ont un aspect jaune opaque.

Le parenchyme pulmonaire offre l'état atélectasique dans presque toute son étendue, et ne présente des tubercules que vers la périphérie. La substance propre du poumon est d'un gris cendré, molle, et en la comprimant aussi fort que possible, on ne peut faire sortir le moindre liquide ou la moindre bulle d'air. Le poumon gauche est libre dans la cavité pleurale, qui ne contient pas de liquide. A peine voit-on à la surface du poumon quelques néo-membranes vascularisées et très-minces, et au-dessous quelques nodules tuberculeux, mais très-discrets. La substance propre du poumon ne semble point altérée ; il n'existe qu'un peu de congestion à la base du lobe inférieur et quelques îlots de granulations grises au sommet et près de la surface pleurale.

Le *péricarde* offre à sa surface externe les mêmes néo-membranes et les mêmes granulations. Rien à sa surface interne ; le cœur ne présente rien d'anormal.

Si l'on veut ouvrir l'*abdomen*, il faut presque décoller avec les ongles la paroi abdominale d'avec les intestins. Les deux surfaces du péritoine, viscérale et pariétale, sont agglutinées ensemble par des néo-membranes rouge sombre, parsemées d'une quantité prodigieuse de tubercules ; vers la partie sous-ombilicale, les deux péritoines sont séparés par un liquide en tout semblable à celui de la cavité pleurale ; les intestins sont d'une couleur rouge noirâtre, réunis ensemble par des adhérences. On ne peut enlever l'épiploon qu'après plusieurs efforts ; il est impossible d'arriver au mésentère et de dérouler l'intestin qui forme une masse compacte et unie.

Au milieu de ces adhérences, il s'est développé un assez grand nombre de granulations tuberculeuses.

Les reins sont graisseux ; la rate est petite et recouverte de nodules blanc grisâtre, la muqueuse intestinale fortement hyperémiée, et ne présente des ulcérations que dans le gros intestin.

Observation IX

(Recueillie par M. Henriet, externe des hôpitaux).

Pleurésie et péritonite chroniques.

Le 5 août 1871, entra au n° 21 de la salle Saint-Vincent le nommé Jules B..., âgé de 40 ans, maréchal ferrant.

Il se plaignait d'un gonflement considérable survenu au ventre dans les derniers temps.

En effet, à l'examen du malade qui eut lieu le 6 août, on trouva le ventre notablement augmenté de volume. La palpation abdominale fit reconnaître la présence d'un épanchement ascitique assez abondant : cependant on ne pouvait obtenir que très-difficilement le déplacement du liquide ; la transmission de la percussion ne se faisait qu'imparfaitement ou du moins très-lentement.

Les parois étaient dures, rénitentes, assez difficiles à déprimer. — La palpation ne provoquait pas ou peu de douleur. Le foie était volumineux, et dépassait de trois bons travers de doigt le rebord de fausses côtes. — Le malade n'avait jamais eu d'ictère, ni de douleur du côté du foie. D'ailleurs, il racontait lui même qu'il était d'une bonne santé, qu'il ne souffrait pas, que son appétit et ses digestions étaient ordinaires ; seulement, depuis trois ou quatre moisenviron, son ventre avait commencé à gonfler ; et l'augmentation rapide qui s'était faite trois jours avant son entrée, l'avait décidé à venir à l'hôpital.

Aucun signe de lésion organique au cœur ; les artères sont très-athéromateuses, beaucoup plus qu'on aurait pu s'y attendre d'un homme de cet âge. Il est assez maigre, quoique paraissant, d'après ce qu'il dit, supporter convenablement son rude métier. — Il dit n'avoir pas d'habitudes alcooliques, mais avoue cependant que son état l'oblige quelquefois à boire plus de vin qu'il ne lui en faut. Le premier examen qu'on fit du thorax n'amena la constatation d'aucune lésion appréciable. — La respiration était peut-être un peu faible, surtout vers la base et en avant ; il éprouvait une légère pression, que l'ascite expliquait suffisamment.

Pourtant, un examen plus attentif fit reconnaître, dans les jours qui suivirent, un peu de matité aux parties latérales et inférieures des deux poumons, surtout à droite. — Ces deux régions respiraient imparfaitement, et tout donnait lieu de croire qu'elles étaient le siége d'un léger épanchement dû probablement à une pleurésie chronique : le malade assurait n'avoir jamais ressenti de ce côté aucun signe appréciable ; il ne toussait pas, ne crachait pas, n'avait éprouvé que de l'essoufflement et de la dyspnée qu'il mettait sur le compte de l'état de son ventre.

Il n'avait jamais eu ni diarrhée, ni constipation opiniâtre, sauf depuis ces trois derniers jours, où il n'avait pas eu de selles.

Les antécédents de famille ne disent rien.

On ordonna une purgation et des diuretiques, on appliqua immédiatement sur le côté droit de l'abdomen un large vésicatoire.

Le 9. Un second vésicatoire fut appliqué à gauche. Ces deux vésicatoires coulèrent abondamment et ne furent à peu près secs qu'au bout d'une huitaine de jours.

Aujourd'hui 18 août l'état du malade est à peu près le même, sauf l'épanchement ascitique qui a peut-être un peu diminué;

Néanmoins le ventre est toujours dur, ballonné ; la respiration est plus facile.

Les signes de pleurésie chronique ont surtout persisté à droite ; l'appétit n'a pas cessé d'être à peu près convenable. — La maigreur cependant a peut-être augmenté. — Rien autre de notable, ni du coté des voies digestives, ni du côté des voies respiratoires. — Le malade se lève tous les jours, descend dans le jardin de l'hôpital, parait peu soucieux de son état.

Il sort un mois et demi après son entrée à l'hôpital, conservant toujours une très-légère tuméfaction du ventre sans douleur et présentant encore les signes d'un épanchement pleurétique peu abondant. L'état général est relativement bon.

QUATRIÈME SÉRIE.

Forme latente.

Observation X (personnelle).

Bronchite tuberculeuse. — Tubercules des poumons, du péritoine, des reins, du foie. — Tuberculisation latente du péritoine.

Le nommé Hartz (Ernest), brosseur, âgé de 28 ans, entre à l'hopital de la Pitié, salle Saint-Paul, le 11 février 1871. Mort le 12 mars.

Il n'habite Paris que depuis dix-sept mois, il a toujours été d'une bonne santé et n'a eu d'autre maladie que de légères indispositions; il est même d'une corpulence assez marquée et robuste. Questionné sur les antécédents de famille, il ne peut nous donner aucun renseignement; la maladie dont il est atteint a débuté par une bronchite, caractérisée par de la toux sèche au début puis humide, par de la fièvre, un peu d'anorexie. Il n'a pas éprouvé de douleurs abdominales, mais il a eu un peu de constipation. Cet état dure depuis quinze jours. Le malade se décide à demander son entrée à l'hôpital alors que les forces l'ont presque abandonné et que la toux ne lui laisse pas un moment de repos.

11 février. Hier soir, le malade nous dit avoir eu un frisson assez intense, comme il en avait eu du reste déjà les jours précédents. Ce matin, la peau est fraîche ; le pouls est à 80 pulsations par minute ; la figure et tout le corps ne semblent pas très-amaigris, la langue est rouge sur les bords et à la pointe, saburrale au milieu ; l'appétit est médiocre, les selles sont peu régulières, le ventre est un peu ballonné. La pression profonde dans la fosse iliaque droite ne détermine pas de gargouillement, et l'on n'observe point sur l'abdomen de taches lenticulaires.

Poitrine. Percussion. — On constate une submatité relative à droite et en avant au-dessous de la clavicule; en arrière, la percussion n'indique rien de particulier. — A l'auscultation en avant et au sommet droit, on entend des râles très-fins, disséminés ; en arrière et sous la fosse sus-épineuse, la respiration est soufflante, altérée par des râles sous-crépitants ayant un timbre éclatant ; plus bas, râles sifflants et sonores mêlés à de gros râles muqueux, — à gauche à peine trouve-t-on quelques râles. Au cœur, les battements sont réguliers, les bruits normaux ; la matité hépatique est également normale. — L'expectoration est muco-purulente avec quelques stries sanguinolentes.

On prescrit un julep diacode et un vésicatoire au sommet droit et en arrière,

Le 20. Dans la fosse sous-épineuse droite, souffle très-fort avec des râles caverneux; le malade a beaucoup maigri, il mange à peine, son ventre reste toujours ballonné, mais il n'est point douloureux, les selles sont un peu diarrhétiques, la peau est chaude, surtout le soir; le pouls oscille entre 76 et 80.

4 mars. L'amaigrissement et la faiblesse font des progrès ; la toux est fréquente et l'expectoration est devenue presque purulente ; à droite, sous la clavicule, on entend des râles crépitants secs et humides, et l'on constate à la percussion de la matité en arrière. A gauche la sonorité est normale et la respiration n'est pas altérée.

Badigeonnages avec teinture d'iode sur le sommet de la poitrine à droite et en arrière.

Le malade est mort le 14, après deux ou trois jours d'une diarrhée assez abondante.

Autopsie. Poitrine. Rien dans les cavités pleurales, à peine quelques adhérences au sommet droit, quelques îlots tuberculeux disséminés sur la plèvre des deux poumons ; le poumon droit semble comme augmenté de volume, ses lobes ne sont point distincts ; au sommet, on sent, en pressant, plusieurs noyaux durs. En incisant, on trouve à la surface de section, tout à fait en haut, une caverne assez grande, remplie d'une matière purulente, mal liée ; autour de cette caverne de petits noyaux gris blanchâtre, faisant relief. Ces noyaux sont ou disséminés sans ordre, ou groupés circulairement; leur grosseur varie ainsi que leur opacité et leur consistance. Plus bas, on trouve plusieurs cavernules. Le poumon gauche renferme des petits nodules gris perlé. On n'en voit pas un seul qui ait subi la transformation caséeuse. Le cœur est sain.

Abdomen. Les intestins et l'estomac sont fortement distendus par des gaz. Le grand épiploon présente à peine la longueur de quatre travers de doigt; son épaisseur est énorme, il est formé en entier par une substance, dure, mamelonnée et farcie des tubercules. Les intestins sont libres d'adhérences, mais leur surface péritonéale est complétement recouverte par des nodules tuberculeux, séparés entre eux par une assez riche vascularisation. A peine voit-on dans certains points quelque couche fibrineuse très-mince et molle. Il y a un peu de liquide citrin dans le petit bassin. La surface pariétale du péritoine présente le même semi de nodules tuberculeux avec hypérémie assez prononcée.

La muqueuse de l'intestin est très-rouge et ne présente que quelques follicules un peu développés, quelques érosions superficielles de la muqueuse du gros intestin.

Les nodules examinés par nous au microscope ne nous laissèrent aucun doute sur leur nature tuberculeuse. Le foie présente des tubercules sur sa membrane d'enveloppe. A la coupe, on voit une surface jaune un peu foncée, et par place de petits points que le microscope fit voir comme de véritables tubercules.

Les reins sont congestionnés, et sur plusieurs pyramides on voit des noyaux tuberculeux.

On n'a pas examiné le cerveau.

CINQUIÈME SÉRIE

Péritonite non tuberculeuse chez les tuberculeux.

Observation XI.

Due à l'obligeance de M. Henri Huchard, interne des hôpitaux.

Péritonite ultime chez un tuberculeux.

La nommée Jeanne B..., âgée de 35 ans, entre le 23 septembre 1871, à l'hôpital Lariboisière (service de M. le Dr Desnos, salle Sainte-Marthe *bis*, no 12).

Elle est malade depuis dix-huit mois environ, et tousse depuis ce temps Elle a beaucoup maigri, a perdu l'appétit, vomit souvent après des efforts de toux, a des sueurs nocturnes abondantes, n'a jamais eu ni diarrhée, ni hémoptysie, ni épistaxis, ni fièvre vers le soir. Ordinairement bien réglée avant sa maladie, elle a vu ses menstrues se supprimer au début même, il y a dix-huit mois.

Un frère et une sœur morts jeunes de bronchite chronique. Dans son enfance, elle a eu quelques accidents de scrofule (tuméfaction des ganglions sous-maxillaires, blépharites, croûtes dans les cheveux), pneumonie à l'âge de 11 ans. Elle n'a jamais été autrement malade. Deux accouchements heureux ; le dernier il y a cinq ans.

Elle assure que pendant le siége elle n'a subi aucune privation ; elle n'a pas de profession, et n'aurait commis aucun excès.

Nous la trouvons le soir à son entrée dans l'état suivant : La face est cyanosée; les respirations sont précipitées, pénibles, le pouls fréquent, faible, à 112. A la percussion des poumons, on constate de la matité dans les fosses sous-claviculaire et sus-épineuse du côté droit. A l'auscultation, à *droite*, dans la fosse sus-épineuse, respiration soufflante, rude, expiration prolongée ; nombreux craquements humides. La respiration est également rude, a un timbre parcheminé vers le tiers moyen de la poitrine, avec nombreux râles sous-crépitants, assez fins, qui s'entendent jusqu'à la base. En avant, on entend une respiration soufflante avec gros râles sous-crépitants, du gargouillement. A gauche, en arrrière, la respiration est soufflante, saccadée; en avant, rude, avec nombreux râles sonores et quelques râles sous-crépitants.

L'expectoration est muco-purulente, nageant dans un liquide clair et abondant.

Les battements du cœur sont normaux.

On constate un léger œdème des membres inférieurs que la malade remarque depuis quatre jours seulement. Les urines examinées sont normales et ne renferment pas d'albumine.

Badigeonnages de teinture d'iode en arrière de la poitrine. Julep diacode. Un granule de dioscoride de 0,001 milligramme; vin de quinquina, une portion.

Du 24 septembre au 3 octobre, on ne constate rien de nouveau. La malade étouffe, est obligée de se tenir sur son séant pour pouvoir mieux respirer. Le 2 octobre, elle a été prise, pour la première fois, de vomissements bilieux qui se répètent les jours suivants. Dans toute la poitrine on entend de nombreux râles sous-crépitants; plus on s'approche du sommet gauche, mieux on entend des râles crépitants à bulles fines, commençant et cessant exactement avec l'inspiration. A la percussion, en arrière, dans les deux tiers supérieurs, il existe de la submatité et de la résistance au doigt.

Le 5. La malade attire l'attention sur l'état de son ventre qui grossit, dit-elle, seulement depuis deux jours, et sur des douleurs sourdes qu'elle éprouve depuis le même temps dans les deux régions iliaques. L'abdomen, qui n'était nullement tuméfié à l'entrée de la malade, est augmenté de volume, il présente une forme ovalaire dans le décubitus dorsal, et n'offre pas cet élargissement des deux flancs que l'on remarque dans l'ascite. A la percussion, on constate de la matité dans la région hypogastrique, de l'obscurité du son dans les deux flancs, et de la sonorité dans les régions ombilicale et surtout épigastrique. La sensation de flot est peu marquée, et le déplacement du liquide ne se fait pas complétement lorsqu'on fait mettre la malade alternativement sur chaque côté. Les douleurs sont spontanées et ressenties surtout dans le flanc droit; la pression peu profonde les provoque et les exagère dans la région péri-ombilicale.

La malade est prise de diarrhée liquide, séreuse depuis hier; elle se plaint aussi d'insomnie.

Julep chloral, 1 gramme.

Sous-nitrate de bismuth, 4 grammes.

Le 8. Les douleurs abdominales ont augmenté d'intensité, elles se font surtout sentir autour de l'ombilic et à l'hypogastre, elles sont augmentées par la toux, la pression superficielle des mains; le ventre est aussi distendu par beaucoup de gaz dans la région épigastrique qui donne à la percussion un son franchement tympanitique. Les vomissements et la diarrhée continuent; la teinte cyanosée de la face se prononce davantage; le pouls est faible, fréquent, à 112; température vaginale, 37,9. Il n'y a pas d'exacerbation fébrile le soir.

Le 9. Les parois abdominales sont un peu œdématiées; léger œdème périmalléolaire. Les douleurs abdominales, contusives, sont de plus en plus vives et ne laissent aucun repos à la malade qui tousse beaucoup et se trouve obligée de rester sur son séant pendant toute la nuit.

Les urines, traitées par la chaleur et l'acide nitrique, contiennent beaucoup d'albumine; diarrhée et vomissements persistants; pouls 112; t. v., 38,2.

2/4 de lavements amidonnés et laudanisés.

Le 10. La respiration est devenue extrêmement difficile, la malade a les èvres violacées, elle sent qu'elle asphyxie.

L'auscultation de la poitrine permet d'entendre, dans toutes ses parties, de nombreux râles sous-crépitants; vomissements fréquents, porracés; diarrhée séreuse et abondante.

Elle meurt dans la journée du 11.

Autopsie le 13 octobre 1871.

Cavité thoracique. — Les deux poumons présentent, surtout aux deux sommets, des adhérences nombreuses, de date ancienne, avec la plèvre costale; emphysémateux sur leurs bords, ils offrent des vésicules marginales qui ont acquis le volume d'une noisette; à la coupe, on trouve une multitude de granulations tuberculeuses de volume et d'aspects différents : les uns gros comme des têtes d'épingles, les autres gros comme des grains de chènevis et de millet; les uns transparents, les autres, plus nombreux, sont opaques. Au milieu de cette infiltration granuleuse généralisée des deux poumons, on rencontre des masses caséeuses grosses comme des noisettes, quelques petites cavernules surtout au sommet du poumon gauche. Il existe autour de chaque groupe de granulations, des noyaux de congestion pulmonaire.

La plèvre costale est très-épaisse et comme lardacée aux deux sommets. La plèvre, dans aucune de ses parties, ne présente de granulations tuberculeuses.

Le cœur, de consistance un peu molle, est sain dans toutes ses parties.

Cavité abdominale. — A l'ouverture de la cavité abdominale, on est d'abord frappé de la distension exagérée qu'a prise l'estomac. L'épiploon est rouge, les intestins, injectés, parcourus à leur surface par des arborisations noirâtres, très-nombreuses, offrent entre eux des adhérences très-molles qui se rompent très-facilement, dans le flanc droit. Le mésentère est épaissi, très-rouge dans certains points où il est doublé par un tissu cellulaire de formation récente, légèrement infiltré de sérosité rouge. Les ganglions mésentériques sont notablement augmentés de volume.

Le petit bassin renferme environ 1 litre d'un liquide trouble, d'une coloration jaune-verdâtre, dans laquelle nagent de nombreux flocons albumineux.

Nous avons cherché avec le plus grand soin des granulations sur l'épiploon, le péritoine viscéral, le mésentère et nous n'avons pu en trouver.

Les deux ovaires, de dimension normale, sont sains, ils ne présentent sur leur enveloppe péritonéale que quelques fines granulations, irrégulières, blanches, dures, qui sont des résultats d'inflammation ancienne. L'utérus est sain; la muqueuse, ainsi que celle des trompes, ne présente aucune altération.

Le foie est graisseux, augmenté de volume et offre tout à fait l'aspect d'un foie muscade. Il présente sur son lobe droit et sur son lobe gauche, en avant, une petite plaque irrégulière, d'un blanc grisâtre, qui est due à un épaississement inflammatoire du péritoine périhépatique et de la capsule de Glisson.

La rate est volumineuse. On trouve sur sa membrane d'enveloppe un réseau blanc grisâtre et un semis de petits points de même couleur, ne faisant pas saillie et produits par une inflammation légère.

Les intestins ouverts ne présentent, en aucun point, d'ulcération tuberculeuse. La muqueuse est seulement très-rouge dans les deux tiers inférieurs de l'intestin grêle.

La muqueuse de l'estomac est également le siége d'une vascularisation très-riche.

Les reins sont augmentés de volume et congestionnés.

Cavité encéphalique. — Le cerveau est sain; le liquide ventriculaire seulement un peu plus abondant qu'à l'état normal; la pie-mère est parcourue par des veines noirâtres et dilatées. On ne trouve dans la scissure de Sylvius ni dans aucune autre partie, de granulations tuberculeuses.

Paris. Typ. A. Parent, rue Monsieur-le-Prince, 31.

www.ingramcontent.com/pod-product-compliance
Ingram Content Group UK Ltd.
Pitfield, Milton Keynes, MK11 3LW, UK
UKHW021621260726
13965UKWH00007B/1407

9 782013 452342